改訂第三版
医師のための
育児相談ガイドブック

東京慈恵会医科大学名誉教授
神奈川県立保健福祉大学教授
前川 喜平 著

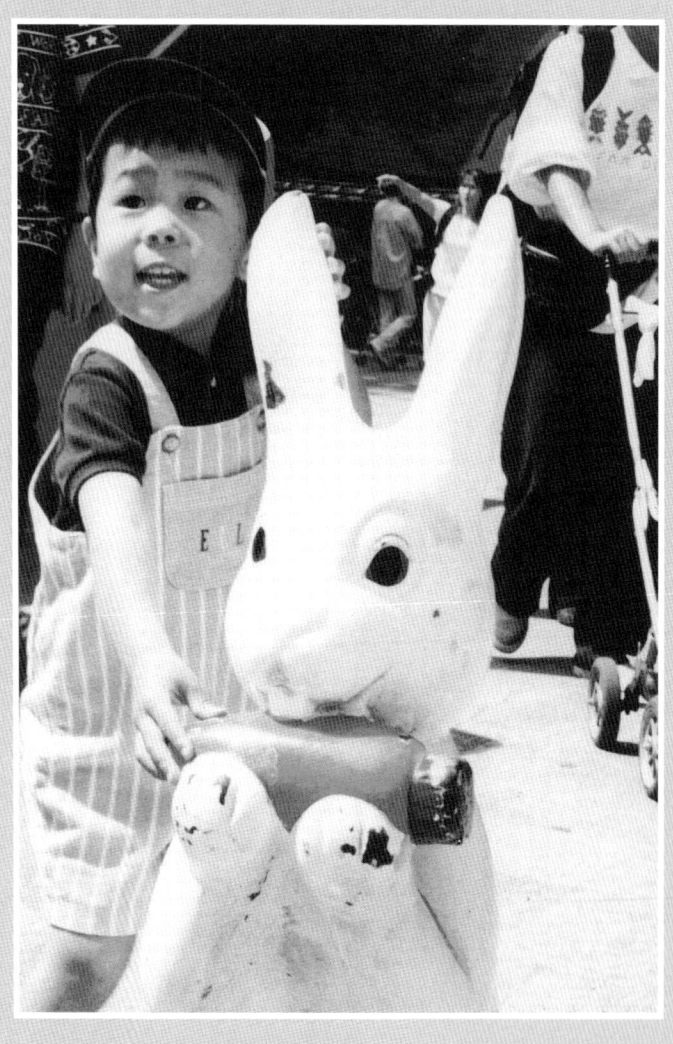

株式会社 新興医学出版社

Guide Book of Child Care for Doctor

Kihei Maekawa, MD
Emeritns Professor, Jikei University
School of Medicine, Tokyo, Japan.

© Third edition, 2004 published by
SHINKOH IGAKU SHUPPAN CO., LTD, TOKYO
Printed & bound in Japan

改訂の序

　本書が出版されてから10年の歳月が流れている。この間に本書を御利用戴いた先生方に心より感謝している。過去10年間に子どもを取り巻く環境は大きく変化し，さらに悪化の傾向にある。もう家庭だけでは子どもは育たない状況にまで来ている。この際，子育て環境から子どもや家庭を守る，育児支援の立場から必要な知識と技能を加えて新たに改訂することにした。

　平成12年（2000年）に実施した幼児健康度調査によると育児不安や育児に自信が持てない，自分の身体に自信が持てず身体の調子が悪い母親が増加している。また別の調査によると，子育てに喜びや楽しさを感じている母親の率は日本が最低である。育児情報が氾濫し，核家族で周囲に支援する人が居らず，孤立している母親の多くは子育てに余裕がなく，自信や喜びを感じ難い状況にあると言える。従来の育児相談は育児マニュアルに基づく指導が主な仕事であったが，これからは個々の子どもや家庭に合った相談や助言をおこない，子育てに余裕と自信・喜びを与えるのが育児相談の主な目的である。母親に気づかせ，育児能力を高め，家庭の子育て機能を高めるのが目的である。すなわち，支援に結びつく，相談にきた母親に満足や喜びを与える相談である。

　このためには，子育てには正解がない，育児学の理論は必ずしも通用しないことを知るべきである。子育ては人類が発生して以来，何万年にも亘り，世界各地で種々な方法で行われてきた。そこには正解などないが共通していることが二つある。それは保護して育てることと，地域で生活するための知識と技能を皆で習得さすことである。育児相談で先生方がお使いになる育児学の知識は理論的には正しいが，実際には行い難いことが多い。母乳栄養，一貫した養育態度，子どもの前で喧嘩しない，叱るときに怒ってはいけない，早寝早起きなどである。タバコを飲んでいる人にタバコは身体に悪いからやめるようにと言うのと同じである。ほとんど役に立たない。育児学の知識はほどほどにして，その家庭にあったおばあさんの知恵，人間関係に基づくソフトの科学，人間知が役立つことが多い。子どもが適当に育っていれば，子育てはほどほどでよいのである。それよりも社会性のしつけをきちんと行うことが大切である。

　少子高齢化社会では子どもは親の宝であると共に社会の宝である。皆で一緒に育てる考えが必要である。相談の場を母親や子どもの「たまり場」に提供したり，子どもに集団生活の機会を与えることは相談以上に重要なことである。

　育児相談の機会にマスメデイアのチェックを忘れてはいけない。子どもにどのくらいテレビ・ビデオを見せているかである。4ヵ月健診で，約25％の母親が乳児にテレビを見せたり，テレビを見ながら母乳を与えている。乳幼児期におけるメデイア漬けが原因でことばが遅れ，

目があわない，落ち着きがない，遊べない子が出現している。2歳まではテレビ・ビデオに子守をさせない，親子のふれあいが重要である。1歳6ヵ月前に親にこのことを教えなければいけない。3歳児健診では遅すぎる。

　小児科診療における育児相談の重要性はますます増加している。本書が21世紀の育児相談に少しでも役立つことを願ってやまない。

　　　　平成16年 新春 吉日　　　　　　　　　　　　　　　　　　　　　　前川　喜平

はじめに

　私が乳幼児健診に関心を持つようになって25年以上が経過している。乳幼児健診に関しては、現在のところ、そのシステムはほぼ完成されたとみて良い。乳幼児の神経学的発達チェックを行っているうちに、脳障害児の早期発見は重要であるが、神経学的発達チェックは健診の一部に過ぎないことに気付いた。育児相談や境界児の療育、指導の方がこれからより重要になるであろうと予側される。

　核家族、小産、精育、情報過多で母親の不安は増大しているが、周りに相談する人が非常に少ないのである。小児科医がこの任に当たるべきであるが、現在の小児科医は病院に偏在し、難病、慢性疾患の診療に従事しており、この任に当たり得るかどうか疑問である。本当の育児相談が行える小児科医はむしろ減少しているのではないかとさえ考えられる。

　これからの小児科はプライマリケアーと高度医療の二極化が益々進むものと考えられる。高度医療に従事する医師は全体の20〜25％あれば十分で、大部分の小児科医は将来、外来小児科、プライマリケアーに携わらざるを得ないのが現状である。そして小児のプライマリケアーの主要な部分を占めるのが小児保健に関する業務である。その中でも小児科医にとって重要になるであろうものが育児相談なのである。ところが真の育児相談は小児科学の究極、最も高級なエキスとも言うべきもので、豊富な臨床経験と永年の育児相談の経験により初めて可能となるものである。決して小児科医だから可能な技能ではない。

　母親を対象とした育児書は多数出版されているが、医師のための育児相談の入門書は私の知る限りではいまだ出版されていない。もとより、私がこの任に適しているとはとても思えないが、これからの小児科医にもっと育児相談に興味を持って欲しいことと、もし育児相談を行うなら、他科の医師と異なる小児科医らしい育児相談を行って欲しいことを願って浅学非才を顧みず、ここに本書をまとめた次第である。

　本書を執筆したもう一つの理由は、孫ができた現在、私は自分の子供達や、私が今まで接した子供達、親達から子供について沢山のことを学んできた。今にして考えれば、私が未熟なために自分の子供や育児相談をした子供や親達に随分と迷惑をかけたのではないかと反省をしている。せめて自分の学んだ育児相談の知識をこれからの子供達や両親に役立てたい、そのためにはお母さん達に直接話すこともそうであるが、育児相談を行う小児科医にこのことを伝えた方が遥かに効率的と思われたからである。

　本書はこれからの育児相談に特に必要であろうと思われる知識を私の考えに従ってまとめた。多少、私の独断と偏見が書かれていることをお許し願いたい、と言っても育児相談は子供そのものの解明にもつながる膨大なものであるので、私の知識、経験のみではとても全域をカバー出来るものではない。多くの先輩、諸先生方の研究成果、経験を引用させて頂いている。

本書がこれからの育児相談に少しでもお役に立てば，と願っている。読者の先生方で本書を読まれてお気付きのことがあれば，どんなことでも結構ですので，お知らせ下されば幸いです。そして本書がこれからの我が国の子供達の健全育成に少しでもつながることを心から願って止まない。

　最後に，心から感謝の意を込めて本書を私の子供達と妻に捧げる。

1993年3月吉日

著者

目　次

I. これからの育児相談 ……………………………………………………………1
　1．養育者が満足する相談 ………………………………………………………1
　2．傾聴・受容を主とした相談・助言 …………………………………………1
　3．指導でなく相談・助言を ……………………………………………………2
　4．子育てに正解はない …………………………………………………………2
　5．バットマークシステムよりグットマークシステムへ ……………………3

II. 育児相談における面接法 ……………………………………………………5
　1．服装，態度，部屋の設定 ……………………………………………………6
　2．面接の第一機能——必要なかつ正しい情報を得るために ………………6
　3．面接の第二機能——より良いラポルトをつけるために …………………7
　3．面接の第三機能——育児のやり方を改めさせる方法 ……………………7

III. プレネイタルビジット（出生前小児保健指導） …………………………9
　1．親のなすべきことと健康志向の相談 ………………………………………10
　2．養育機能不全家庭の発見と育児不安への対応 ……………………………10
　3．健診の方法 ……………………………………………………………………13

IV. 育児相談の回数とやり方 ……………………………………………………15
　1．適期と回数 ……………………………………………………………………15
　2．相談項目 ………………………………………………………………………15
　3．よく聞かれる相談の内容 ……………………………………………………16
　4．育児相談を行う医師の条件と心構え ………………………………………16

V. 身体計測 ………………………………………………………………………21
　1．身体計測法 ……………………………………………………………………21
　　a）体重測定 …………………………………………………………………21
　　b）身長測定 …………………………………………………………………22
　　c）頭囲測定 …………………………………………………………………22
　2．計測値による成長の評価 ……………………………………………………23
　　a）計測値の評価 ……………………………………………………………23
　　b）発育指数 …………………………………………………………………29

VI. 発達の評価 ……………………………………………………………………33
　1．生理機能発達の評価 …………………………………………………………33

a) 体温 …………………………………………33
b) 呼吸 …………………………………………33
c) 脈拍 …………………………………………34
2. 精神運動発達の評価 …………………………35
　1ヵ月──2ヵ月──3ヵ月──4ヵ月──5ヵ月──6ヵ月──7ヵ月──8ヵ月──9ヵ月──10ヵ月──11ヵ月──12ヵ月──15ヵ月──18ヵ月(1歳6ヵ月)──1歳9ヵ月──2歳──2歳6ヵ月──3歳──4歳──5歳
3. 言語発達の評価 …………………………………53
a) 正常の言語発達 …………………………53
b) 言語発達の遅れの原因と鑑別 …………57
附1. 神経系の発達 ………………………………58
　2. 感覚の発達 …………………………………59
a) 視覚 ………………………………………59
b) 聴覚 ………………………………………61
c) 味覚 ………………………………………62
d) 嗅覚 ………………………………………63
　3. 発達のメカニズム …………………………64
a) 神経発達と学習による行動発達 ………64
b) 母子相互作用と愛着（アタッチメント）と母性の発達 …………66

VII. 小児科的診察法 …………………………………69

VIII. 親子関係，養育環境の評価 ……………………71
1. 気質 ……………………………………………71
a) 気質とは …………………………………71
b) 気質的特徴のカテゴリー ………………71
c) 気質のタイプ ……………………………71
d) 気質の評価 ………………………………73
e) 気質評価の意味 …………………………73
f) 育児相談における気質の応用 …………73
2. 母親の性格 ……………………………………74
a) 性格とは …………………………………74
b) 性格の評価 ………………………………74
c) 母親の性格による問題点の対処の仕方 …75
3. 母子関係 ………………………………………75
a) アタッチメント・愛着とは ……………75
b) アタッチメント形成に必要な母親側の要因 …76

c) アタッチメント（愛着）のパターン ……………………………………76
　　　d) 育児相談における愛着の評価 …………………………………………77
　4. 親子の組み合わせの評価 ……………………………………………………77
　5. 父親の役割 ……………………………………………………………………78
　6. 養育環境 ………………………………………………………………………78

IX. 心の健康の評価 …………………………………………………………………81
　1. 問題行動 ………………………………………………………………………81
　2. 正常発達の面から ……………………………………………………………82
　　　a) 遊べている ……………………………………………………………82
　　　b) 社会心理的発達（Erikson） …………………………………………82
　3. 心の健康チェックリスト ……………………………………………………85
　　　a) 各月齢別心の発達チェックポイント ………………………………85

X. 栄養指導 …………………………………………………………………………89
　1. 母乳栄養 ………………………………………………………………………89
　　　a) 母乳栄養の意義 ………………………………………………………89
　　　b) 出生後の母乳成分の変化 ……………………………………………91
　　　c) 母乳分泌の促進 ………………………………………………………91
　　　d) 母乳の飲ませ方 ………………………………………………………93
　　　e) 母乳不足の診断 ………………………………………………………94
　　　f) 母乳授乳の問題 ………………………………………………………94
　　　g) 断乳（卒乳） …………………………………………………………95
　2. 人工栄養 ………………………………………………………………………95
　　　a) 人工栄養の意義 ………………………………………………………95
　　　b) 母乳と牛乳の成分の相違 ……………………………………………95
　　　c) 育児用粉乳 ……………………………………………………………96
　　　d) 調乳法 …………………………………………………………………96
　　　e) 授乳法 …………………………………………………………………99
　3. 混合栄養 ………………………………………………………………………100
　　　a) 混合栄養の適応 ………………………………………………………100
　　　b) 母乳不足の診断 ………………………………………………………100
　　　c) 混合栄養のやり方 ……………………………………………………100
　　　d) 母親の就業 ……………………………………………………………101
　4. 離乳 ……………………………………………………………………………101
　　　a) 離乳の意義・必要性 …………………………………………………101
　　　b) 離乳基本案 ……………………………………………………………102
　　　c) 咀嚼機能の発達 ………………………………………………………102

d) 離乳の実際 …………………………………………………104
　　　e) 離乳遅延の害 ………………………………………………106
　　　f) 離乳食の食品 ………………………………………………107
　　　g) フォローアップミルク ……………………………………108
　附．栄養所要量 …………………………………………………………109

XI. 予防接種 …………………………………………………………113
　1. 予防接種の考え方 …………………………………………………113
　　　a) 集団防衛から個人防衛へ …………………………………113
　　　b) 個別接種，任意接種へ ……………………………………115
　2. 予防接種スケジュール ……………………………………………116
　3. 予防接種事故（副反応）…………………………………………118
　4. 予防接種禁忌 ………………………………………………………120

XII. 健康増進とふれあいの増強 …………………………………121
　1. 赤ちゃん体操 ………………………………………………………121
　　　a) 新赤ちゃん体操 ……………………………………………121
　　　b) 赤ちゃん体操の実際（仕方）……………………………123
　2. タッチケア …………………………………………………………126
　　　a) 導入の背景 …………………………………………………126
　　　b) タッチテラピーとタッチケア研究会の発足 ……………127
　　　c) 方法 …………………………………………………………127
　　　d) 留意点 ………………………………………………………127
　3. 乳児水泳（ベビースイミング）…………………………………130
　　　a) ベビースイミングとは ……………………………………130
　　　b) ベビースイミングの歴史 …………………………………130
　　　c) 我が国への導入と現状 ……………………………………130
　　　d) ベビースイミングの目的 …………………………………130
　　　e) 乳児を水に入れるとどうなるか …………………………131
　　　f) 実際の方法 …………………………………………………132
　　　g) 注意事項 ……………………………………………………133
　4. 遊び …………………………………………………………………133
　　　a) 乳幼児のおもちゃ …………………………………………135
　附．知能の発達 …………………………………………………………142

XIII. 乳児の身体所見と対応の仕方 ………………………………145
　1. 舌小帯 ………………………………………………………………145
　2. 睫毛内反症（逆さ睫毛）…………………………………………145

3. 眼瞼下垂 …………………………………………………145
　　4. 斜視 ………………………………………………………146
　　5. 眼球振盪（眼球の異常運動）……………………………147
　　6. 白内障 ……………………………………………………147
　　7. 斜頸 ………………………………………………………147
　　8. 先天性内反足 ……………………………………………148
　　9. 先天性股関節脱臼 ………………………………………149
　　10. 臍ヘルニア ………………………………………………150
　　11. 鼠径ヘルニア ……………………………………………151
　　12. 停留睾丸 …………………………………………………151
　　13. 陰嚢水腫 …………………………………………………151
　　14. 血管腫 ……………………………………………………152

XIV. 母親の訴えと対応の仕方 …………………………………153
　　1. ミルクを飲まない ………………………………………153
　　2. 離乳食を食べない，ごはんを食べない ………………153
　　3. 泣いてばかりいる，抱き癖 ……………………………154
　　4. 夜泣き ……………………………………………………154
　　5. 指しゃぶり ………………………………………………155
　　6. 下股を着かない，寝返りを打たない，腹ばいをしない，
　　　　立っちをしてしまう ……………………………………156
　　7. 人見知りがひどい ………………………………………156
　　8. 頭の形がいびつ …………………………………………157
　　9. かんで飲む乳首（ビーンスターク Bean stalk） ………157

XV. 社会生活が送れる子どもに育てるために ………………159

XVI. 育児相談のトピック …………………………………………161

文　献 …………………………………………………………………165

I. これからの育児相談

1. 養育者が満足する相談

　これからは母親など受ける側が満足して帰るような相談をしなければならない。子育てに関する質問に対しても従来は教科書またはマニュアル通りの回答を行っていた。これからは個々の家庭，子どもにあった実行可能な内容を，相手の気持ちを考慮しながら行う。何を相談したかではなく，相談をした親の感情を考慮しながら行う。

2. 傾聴・受容を主とした相談・助言

　親の話をよく聴き，親の生活や気持ちを受容するようにする。聴くと言ってもただ聴いていればよいというものではない。真剣な眼差しで，身体を乗り出して聴く，頷き，時に微笑みなど非言語的受容の態度を伴った傾聴である。受容とは養育者がしていることはどんなことでも正しいとして受容することと勘違いしている人がいるが決してそうでない。相手をそのまま受け入れることである。相手がしていることを決め付けないで，このひとはそういう人だと受け入れる。たとえば「赤ちゃんが嫌いで，ほとんど抱かない，構わない」と言ったら，「悪い母親だ」など決め付けないで，この母親は赤ちゃんが嫌いなのだとただ思う。「ラーメンが好きだ」と話しても大概の人はこの人はラーメンが好きなんだとただ思うだけである。それと同じである。決してよい，悪いなんて決め付けない，それが受容である。

　会話には必ず感情，気持ちが伴う。相手の話を聞いている内に，その内容や状態を自分に当てはめてみる。そうすると「大変だ，つらい，嫌になってしまう，いらいらするだろう」などの感情が出てくる。それをそのまま話してみる。当てはまらなくても，親はそれを話されたことにより，自分の気持ちが話しやすくなる。育児不安があったり，養育態度に問題があるような養育者は，そうするような理由，原因があるが，どうしてそうなのか，自分では判らないことが多い。気付いていないのである。そんな状態のときに，自分の話しをよく聴いて貰い，していることや気持ちを受容されると，気が楽になり，今まで気付かなかったことが見えてくる。それが育児不安の軽減や，養育態度の改善に繋がるのである。であるから，助言や相談などの解決策をこちらが考えるのではなく，傾聴・受容しているうちに，自然に答えが出てくるのである。さらに，これを助長する方法としてポジテブな言葉掛けがある。親や子のよいところを

積極的に見付けて「よくやっている」など伝えるのである。こうすることにより，子育てに自信と喜びが湧いてくるのである。決して，親の悪い点や間違っていることを指摘して，改めさせてはいけない。自然と気付くようにするのである。

3．指導でなく相談・助言を

養育者がしていることを教科書やマニュアルどおりに指導するのではなく，個々の家庭に合った相談・助言を行う。親子が育つ相談・助言である。

4．子育てに正解はない

人類が発生して以来，子育ては何万年にもわたり，世界各地で行われてきた。方法も種々で正解などあり得ないが，共通することが二つある。それは子どもを保護して育てることと，地域社会で生活できる知識と技能を教えることである。われわれは相談で正解を与えようとし勝ちであるがその必要はまったくない。われわれの回答には育児学に基づくものが多い。

育児学は科学的裏付けを持った学問体系（ハードの科学）である。科学的裏付けとは育児に関する事象を客観的に分析し，論理的に因果関係を見いだすもので，その論理は普遍性・再現性を有するものである。ところが育児学の論理は育児における一般的傾向に過ぎない。育児，子育ては日々行われる生活，変化していく現象である。育児学は個々の生活，現象を無視した論理なので，理論的には正しくても育児の現場では役立たないことがある。100％正しいことは助言，指導してもほとんど通用しないのである。お酒の好きな人に「お酒を止めなさい」，煙草を吸っている人に「身体に悪いから煙草を止めなさい」，自分に「もっと働け，もっと本を読め」と言うのと同じでほとんど役に立たない。子育ては養育者と子どもの特性，家庭的背景をもとにして日々のふれあいの中で行われている。子どもは絶えず成長・発達し変化している，日々家庭で行われることも同じではない。子どもの変化を停めて客観的に評価できない。育児は生活そのもので毎日異なる。すなわち伝承的人間知によりなされている。それは人間学を通して得られる普遍性（人間知）の学問，それがソフトの科学である。育児は正にソフトの科学なのである。人間知をわれわれが日常の育児相談の場で活用するには次の方法が考えられる。われわれはいろいろの子育ての実例（家庭）をみている。自由度が大きい育児に関する事を相談されたときは，育児学の知識にエビデンスを加え，今まで自分が経験したいろいろの家庭の人間知の中から当てはまりそうなものを助言する。該当するものがなければ親の話しをよく聞いて一緒に考える。このようにして一つ一つ子育てのソフトの科学を積み重ねるのである。

自由度の広い子育ての事象こそ養育者が選択に困るのである。

5．バットマークシステムよりグットマークシステムへ

　悪いことや間違っていることを指摘するよりもよい点をみるようにする。聞いていて不愉快になる悪いことばかりより，よいことを言われ，誉められた方が遥かに気持ちが良い。

II. 育児相談における面接法[1,2)]

われわれ医師は毎日患者を診療し，病歴，診察，検査，診断，治療を重要視しているが，意外と気付いていないのが，患者や家族との話し方の重要性である。我が国の医師にとって現在もっとも必要な，かつ重要なことといえる。

育児相談にしろ，患者を診察するにしろ，お互いに口を聞くことより始められる。医師が医療を目的として患者や家族と会話をする事を医学的面接（Medical Interview）という。そしてこれのやり方を面接技術，面接技法，面接法などと言う。

さて，育児相談においては両親と会話することにより次の3つが機能される。
①育児相談に必要な情報を得る
②両親とのより良い人間関係を作る
③育児相談の結果，育児法に問題があった時にその問題を両親に気付かせ，改めさせ，以後の育児をより好ましい型で行わせる

そしてお互いの会話により3つの機能を十分に得るためには，それぞれの技術が必要なのである。私は面接とか，技術という言葉が好きではないが，適当な邦訳が見当たらないのでこの用語を使用する。以下，このための技術について記載する。

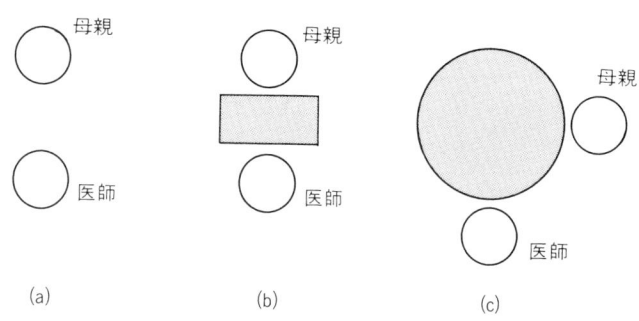

(c)の座り方が最も好ましい。

図1　話を聞くのに良い座席の配置

1. 服装，態度，部屋の設定

　服装はきちんとした，こざっぱりとした服装で，衣服の色はあまり派手でないものが好ましい。態度としては，自信に満ちた，しかも謙虚で相手の話しを良く聞き，御両親の立場を出来る限り受容して理解しようとする態度が良い。

　部屋は落ち着いた雰囲気で広くない部屋で，静かで周りにあまり声が洩れない方が良い。机の座り方も机をはさんで対面して座るのではなく，お母さんの顔が見える位置で斜めに座った方が良い。お母さんの眼の位置と同じ高さで話しをする。医師が高い，ゆったりとした椅子に座り，母親が低い椅子で医師が見おろすようになるのは好ましくない。話しをする時は，お母さんの顔を見ながら上体を乗り出すようにする。

2. 面接の第一機能──必要なかつ正しい情報を得るために

　「こんにちは，小児科のMです」「これから赤ちゃんについてのお話しを聞かせて下さい」「いいですか」「可愛い赤ちゃんですね」「赤ちゃん，お腹空いていませんか，いいですか」「ではお話しを聞かせて下さい」これは育児相談を始める時の何でもない会話のようであるが，非常に意味のあることである。

　まず第一に挨拶と自己紹介をする。それから次にこれから何をするのか，こちらが何をしたいのかを母親に告げ，了解を得る。次に両親と親しくなるために両親やお母さんについてあるいは赤ちゃんについて，その時自分が感じたことを素直に一言言ってみる。「いや，ペアールックですか，良く似合いますね」。次に赤ちゃんの状態について，お腹は空いていないか，おむつが濡れていないか，その姿勢で大丈夫か，とかを尋ねる。母親が話しやすい状態にしてから「いいですか，ではお話しを聞かせてください」とここで初めて本題に入る。

　最初は氏名，生年月日，住所，第1子か第2子とか，母親が必ず答えられるものから尋ねていく。在胎週数，分娩の様子，出生時の身体計測値，新生児期の様子，何日間入院していたか，退院してからのミルクの量，便回数など必要なことを尋ねる。次に「何か心配なことがありますか」と今回お母さんが特に気にしていることがあるかないかを必ず尋ねる。話しをしている間にお産が重かったとか，私がアレルギー体質だとか，私が神経質とかをお母さんが話したら「それはどういうことですか」と必ず尋ねた方が良い。アレルギー体質，神経質，お産が重いなどお互いに定義が一定でなく違ったように思っていることがよくある。お母さんがそのことについてどう考えているかを知っていた方がそれから以後の指導がやりやすくなる。話し方も「赤ちゃんは朝起きたらどうするのですか」などお母さんの答えが「はい」「いいえ」などにな

らないようにして尋ねる。そしてお母さんが話したら必ず「はい」,「わかりました」などこちらが判ったことを相手に知らせるようにする。

　便回数，ミルクの量，離乳食の回数，発達などはっきりと確認する必要のある項目は，ミルクの量は—mlですか，あやすと笑いますかなどの質問をする。それから話しを聞いている時，たとえばお母さんが「家は主人が夜中の2時頃帰って来るので，その時入浴させています」と話したとしてもその時直ぐにそれはまずいとか，そんなことをしてとかお母さんを非難したり，とがめることは決して言わない。ゆっくり話しを聞き，診察をし，その上でそのことが赤ちゃんにとって害になっている時に最後にそのことを話し，どうしたら良いかをお互いに話し合うようにする。

　最後に「他に何か心配なことはありませんか」「何かお忘れになったことはありませんか」などを必ず尋ねる。

3．面接の第二機能――より良いラポルトをつけるために

　両親とより良い関係をつける いくつかの技術については前項ですでに記載した。われわれ医師は育児相談の時だけであるが，母親は出産してしまったら24時間，赤ちゃんから離れられない。いくらおとなしい赤ちゃんと言ってもそれは大変なことであり，また精神的重圧である。われわれ男性にはなかなか理解し難いことである。育児相談を行う医師は，育児が如何に根気が要り大変であるかをまず理解しなければならない。母親が「3時間おきに哺乳するのがたいへん」と言った時に「そんなの当たり前，昔は10人も育てていた」など言うよりも「それは大変ですね」と，お母さんの感情に共鳴し，こちらの思いやりを示すべきである。そして育児相談の間中，私が育児相談をしている間は全力を尽くしてお母さんを支援するという態度とこれからお母さんや父親と一緒に可愛い赤ちゃんを育てるのだという態度を示すことが大切である。それから母親や父親のどんな話しにでも素直に耳を傾け，それを理解し，一緒にその問題を解決していこうとする態度がお互いの信頼関係を深めるのである。すなわち，個人的サポート，パートナーシップ，共鳴，思いやりと良く話しを聞き，理解し，両親と一緒に解決していこうとするパートナーとしての態度である。

4．面接の第三機能――育児のやり方を改めさせる方法

　育児相談で，お母さんに間違いを指摘したり，怒ったり，お説教をしたりしてもほとんど効果がないことは良く経験する事実である。それはお母さんがその必要性を全く感じていなかっ

たり，どうしてそれが間違っているかを理解していないからである。人間は心が動かない限り絶対に行動しないことを良く知るべきである。そのためには教育，交渉，動機付けの3つのことが必要である。教育とはどうして間違っているか，どうしてそのことが悪いかをお母さんに気付かせ理解させることである。一般論でなく，お母さんの赤ちゃんについて，今のやり方がどうして悪いかを具体的に話しをする。十分説明した後で「お母さん，どうしてそのことが間違っているか，私に説明してくれませんか」「どういうことが判りませんか」「どういう点が納得がいきませんか」など繰り返し質問したほうが良い。いくら説明しても母親がほとんど理解していないことは良く経験することである。何回か相談をし，お互いに打ち解けた間柄の時は「判らないことは何でもおっしゃって下さい」と尋ねても良い。母親が問題点を理解しただけでは駄目である。それを改めようとする気持ちを起こさせなければならない。すなわち，その必要性を感じさせなければ駄目である。これが動機付けである。

　次に具体的に実行するにはどうしたら良いかを話し合う，これが交渉である。御主人の帰宅時間，お母さんのパートタイムなどでそれが具体的に出来ないことがある。そうしたらお互いにどこまで妥協できるか，問題はそれを改めることでなく，そのことによる赤ちゃんの影響を少しでも少なくすることである。お互いにゆっくり話し合うと意外に解決策が生じるものである。

　次にこれを改めてずっと続けようとする意欲の動機付けであるが，これは育児相談のたびに確認し，お母さんを誉め，それによって赤ちゃんがどう変わったかを話し，お母さんのしていることが赤ちゃんにとって如何に良いことであることを繰り返し話すことである。第三の機能は言うはやすく，行うは難く，大変なことである。育児相談でいろいろな問題点に気付いたときにあまり大したことでないことは親の生活態度，育児方法をむしろ受容した方が良い。その上で少しでも改めるところが有れば，それをアドバイスした方が良い。両親の自信をなくすことによって決して良い育児は出来ない。気付かせ型で育児能力を高める相談である。

III. プレネイタルビジット
（出生前小児保健指導）

　出産前小児保健指導は米国で行われている出産前に将来主治医になるであろう小児科医を産科医より妊婦に紹介し，その小児科医が出産後の新生児の診察や，その後の赤ちゃんの総てのケアを行う制度を，核家族で育児不安が問題となっているわが国にこの対策として導入したもので，平成4年より行われている。

　最初は育児不安が強い初産の妊婦に開業産科より開業小児科へ紹介することで開始されたがほとんど普及されなかった。わが国では産科医は新生児のケアもその後の健診も褥婦の診察と一緒に産科医が行うべきであるという伝統的考えがあり，20～30年前までは大学病院においても正常新生児は産科が管理していた大学が存在していたくらいである。

　一方，総ての新生児や健診は小児科医が行うべきであるという小児科の考えと産科の考えが対立していることもなかなか普及しない一因である。地方によっては小児科医がいない地域もあり，小児科の筋論のみではうまくいかない現状もある。平成12年度に厚生労働省並びに日本医師会は少子化対策の一環として本制度の普及を目的として全国に約50箇所のモデル地区を設定してプレネイタルビジットを施行した。予算が単年度であったため，全国的定着はいまだ見られていない。

　最初の制度に対し，初産のみでなくすべての妊婦に適応すべきであり，開業医ばかりでなく病院内の産科と小児科の間でも，第2子では小児科医よりの紹介やエジンバラ産後うつ病質問紙の活用などいろいろの意見が提出されている。現在，産婦人科学会と小児科学会代表によりプレネイタルビジット実地のための育児等健康支援事業実地要綱の作成が細部にわたり検討中であるが合意に至っていない。この制度は少子化時代の育児支援の立場よりすればぜひ普及すべき制度である。現状の打開策として母親教室で小児科医が話し顔見知りとなる，産婦人科の病院へ小児科医が行き，新生児の診察や健診を行う，保健所で行われている母親教室のプログラムに小児科医の講演を入れ，必要な知識と地域の小児科医を紹介するなどの方法が考えられる。出産前にかかりつけ医になるであろう小児科医と顔見知りになることに意義がある。専門医制度の確立と普及に伴い，この制度も段々と普及していくことが予想される。

　小児科医としては制度の普及も重要であるが，新生児の診察や健診・相談をした時に，専門性による違いを養育者が認識する小児科医の質の向上にまず努力すべきであると考えられる。

1. 親のなすべきことと健康志向の相談

(1)**養育者がなすべきこと**：子どもは無限の可能性を持った野蛮人と言われている。これを人間社会に通用する人間として育てるためにはしつけと教育が必要である。従来の健診ではこのことはほとんど行われていなかったが、最近の小・中学生の問題行動をみていると、子どもたちの将来の幸せのために、乳幼児期からの養育者がなすべき社会生活のしつけをもう少し強調してもよいのではないかと考えられる。

(2)**身体発育と発達の解釈**：これからは異常を疑うまえに、個人差や正常の幅、発達パターンのいろいろを考えなければならない。身体発育と発達の解釈については、私の文献を参照されたい。これらのことは不必要な不安を養育者に与えないためである。

(3)**機能訓練、療育の考えの再検討**：障害を早期に発見し、療育を行うことはよいことであるが、療育の適応と限界を同時に知るべきである。障害の早期発見を強調し過ぎると、正常であっても、育児不安を増強し、親に不要の負担をかけてしまうことになりかねない。障害が明らかとなり、訓練を行う時は、療育の効果を強調し過ぎないようにする。訓練を始めるときは、大部分の親は療育さえ行えば、総ての障害が治ると考え勝ちである。

しかし、現実は総ての障害が療育により治るわけではない。治らないものが大部分である。最初から親の気持ちを否定する必要はないが、ある程度療育が進んだ時点で、障害が治らないことが予測されたときは、障害を治すことよりも、社会生活への適応や社会参加を第一の目的とした方がよい。障害を治すことを目的として療育をずっと続けていると、親は非常につらい立場となってしまう。社会参加、社会適応が最終目的であることを保健関係者は改めて認識し、このための支援を常に心がけることを忘れてはいけない。

2. 養育機能不全家庭の発見と育児不安への対応

虐待が問題となっているが、虐待が起こってから対応するよりも、これらの危険性がある養育機能不全を早期に発見し、支援して虐待を防止する方が遥かに効率がよい。相談における養育機能不全家庭スクリーニングとしては表1の項目がある。これとともに未受診者のチェックが重要である。健診において虐待は前面に出せないので、この代わりに育児不安のスクリーニング（表2）が役立つ。いずれにしても、多機関が連携した支援が必要である。

表1 子育てに問題が起こる要因

1．親個人の病気および弱点 　1）10代の母親 　2）慢性の身体上・精神面の病気 　3）知的障害，教育の欠陥 　4）人格の障害 　5）アルコール，薬物濫用，中毒
2．社会的・経済的支援システムの欠如 　1）父および／または母不在：母子家庭，父子家庭，両親不在 　2）貧困 　3）不穏な夫婦関係 　4）社会の援助を受けられない 　5）保育の手が限られている
3．子育てにおける過剰負担 　1）慢性疾患または障害のある子ども 　2）大家族 　3）多胎 　4）気難かしい子ども

表2　育児不安尺度　　　　　　　　　　（吉田弘道）

お母さまのお名前　　　　　　　　　　（　歳）　お子さんの生年月日　年　月　日 　　お子さんの年齢　歳　カ月　日　男：女　　　　お子さんは何番目ですか　　番目 　　　　　　　　　　　　　　お子さんは保育園・保育所に（通っている：通っていない） 　　　　　　　　　　　　　　ほかのお子さん、　歳（男：女）、　歳（男：女） 　　お母さまのご職業（常勤・お勤め、パート、なし、家で漁業・農業・商業）、 　　お母さまの最終学歴（中学、高校、専門学校、短大、大学・大学院、 　　　　　　　　　　　　　　　　　　　　さしつかえなければ○で囲んで下さい） ご家族：父（ご主人）、母（あなた）、子ども　　人、祖父、祖母、その他 お住まい　　　　県　　　　　　　　記入月日　　月　　日

このアンケートは、あなたとお子さんの日頃の様子をお聞きするものです。

以下の項目についてあなたにあてはまる番号を○で囲んで下さい。

以下の番号は、全くそう思わない（1）、いくらかそう思う（2）、ときどきそう思う（3）、よくそう思う（4）となっています。

（49項目）

1　子どもを育てるのが楽しいと思う。　　　　　　　　　　　　　　　　1　2　3　4

2　子どもの成長を楽しみに思う。　　　　　　　　　　　　　　　　　　1　2　3　4

3　子どもを育てることで自分も成長していると思う。　　　　　　　　　1　2　3　4

4　家族と気持ちがよく通じ合っていないと思うことがある。　　　　　　1　2　3　4

5　子どもを産んでよかったと思う。　　　　　　　　　　　　　　　　　1　2　3　4

6　子育てのことで相談できる人がいて良かったと思う。　　　　　　　　1　2　3　4

7	自分は子どもをうまく育てていないと思うことがある。	1 2 3 4
8	自分がほかのだれよりも自分の子どものことをよくわかっていると思う。	1 2 3 4
9	子どものことでだれも相談する相手がいなくて困ることがある。	1 2 3 4
10	夫は家事に協力的である。	1 2 3 4
11	子どもの顔を見たくなくなるくらいに気持ちが沈むことがある。	1 2 3 4
12	母親として子どもと接している自分も自分であると好きに思える。	1 2 3 4
13	夫と自分の二人で子どもを育てている感じがする。	1 2 3 4
14	子どもができてから自分の仕事に困難を感じることもあるがそれはそれでよしと思える。	1 2 3 4
15	子育てをするようになってから社会的に孤立していると思うことがある。	1 2 3 4
16	子育ては自分にとってやりがいのあることだと思う。	1 2 3 4
17	子どもを育てる自信がないと思うことがある。	1 2 3 4
18	子どもを育てていながら自分はこの子にとって必要な存在だと思う。	1 2 3 4
19	子育ては自分には合っていないので早く好きなことをしたいと思う。	1 2 3 4
20	子どもをもつ母親としてしみじみとした幸せを感じる。	1 2 3 4
21	毎日生活していてなんとなく心に張りが感じられない。	1 2 3 4
22	疲れやストレスがたまっていてイライラする。	1 2 3 4
23	子どもは私と一緒にいるのを楽しんでいると思う。	1 2 3 4
24	ゆったりとした気分で子どもと過ごせない気がする。	1 2 3 4
25	子どもを育てていて自分だけが苦労していると思う。	1 2 3 4
26	子どもを宝物のように大切に思える。	1 2 3 4
27	子どもを育てていてどうしたらいいかわからなくなることがある。	1 2 3 4
28	子どもと一緒にいるとゆったりとした気分になる。	1 2 3 4
29	なにか心が満たされず空虚であると感じる。	1 2 3 4
30	夫はよく相談相手になってくれると思う。	1 2 3 4
31	自分の子どもの育て方はこれでいいのだろうかと思うことがある。	1 2 3 4
32	何でも打ち明けて相談できる人がいて良かったと思う。	1 2 3 4
33	自分は子どものことをわかっていないのではないかと思うことがある。	1 2 3 4
34	夫といろいろなことを話す時間がある。	1 2 3 4
35	子育てを離れて一人になりたい気持ちになることがある。	1 2 3 4
36	一人で子どもを育てている感じがして気持ちが落ち込むことがある。	1 2 3 4
37	夫は子どもの相手をよくしてくれる。	1 2 3 4

38	体の疲れがとれずいつも疲れている感じがする。	1 2 3 4
39	子どもをたたいたりしかったりしたときにいつまでもくよくよと考えることがある。	1 2 3 4
40	だれも自分の子育ての大変さをわかってくれないと思うことがある。	1 2 3 4
41	子どものことでだれに相談したらいいかわからなくて困ることがある。	1 2 3 4
42	夫は自分のことを理解してくれていると思う。	1 2 3 4
43	育児や家事など何もしたくない気持ちになることがある。	1 2 3 4
44	家庭内の重要な決定をするのに夫がいてくれて良かったと思うことがある。	1 2 3 4
45	育てやすい子どもであると思う。	1 2 3 4
46	体の丈夫な子どもであると思う。	1 2 3 4
47	寝たり起きたりのリズムが安定している子どもだと思う。	1 2 3 4
48	機嫌の良いことが多い子どもだと思う。	1 2 3 4
49	子どもの発育発達はおおむね順調である。	1 2 3 4

（ありがとうございました）

3．健診の方法

　個別健診でも，集団健診でも長所・短所があり，個別だからよい，集団だから悪いと言うわけではない。どんな方法で行うかが問題である。何かあった時に，連携システムができており，個々の家庭や子どもに合った，健康指向で育児支援に結びつく健診なら，どんな方法でも構わない。

まとめ：これからの健診は従来の健診と何処が異なるかを具体的に記載した。

IV. 育児相談の回数[4]とやり方

1. 適期と回数

　育児相談の適期と回数はアメリカ小児科学会の小児健康管理基準（Standards of Child Health Care 1972）では次の定期健診を勧めている。
①分娩後在院中の新生児診察
②乳児期（2歳まで）
　　第1年：最初の6カ月間は4～6週おき，次の6カ月は2カ月おき
　　第2年：3カ月おき
③幼児期（2～6歳）：6カ月または12カ月おき
④通学期（6～18歳）：少なくとも年1回
　我が国ではお誕生までは1カ月に1回，また6カ月までは1カ月に1回，それ以後は6カ月または年1回が良い。一般診療の時間帯ではなく，育児相談の曜日を決めて行う方が良い。診療の合間では周りの雰囲気に負けて知らぬ間に病気の診療の延長線となってしまう。本来の育児相談とずれてしまう恐れがある。1回30分の時間を取り予約制とする。診察をし，お母さんとゆっくり話をし，ある程度の満足を与えるには最低20分間は必要である。1回15分間では，問題のない場合は良いが，何かあった時には不足する。
　予防接種（個別接種）と組み合わせるのも良い。スタッフはどんな育児相談をやりたいかにより異なる。栄養相談，心理相談などあるに越したことはない。

2. 相談項目

　育児相談は保健所の乳児健診とは異なり，スクリーニングではない。子供の成長発達の確認と共にそのときどきの育児上の問題について自由に話し合う方が良い。主な内容は次の事があげられる。
①子供のプロフィール（情報の収集）
②成長発達の確認
③小児科的診察
④栄養指導

⑤相談

順序は身体計測をすると泣いてしまうので，情報の収集，相談を先に行い，身体計測をし，小児科的診察と発達の確認を行う。栄養指導は栄養士がいる時は別に行うが，いない時は相談の所で行う。そして最後にもう一度会い，とくに聞き忘れた事はないかのまとめをして終わる。

3. よく聞かれる相談の内容

現在の母親はどんなことを心配しているのであろうか。泉　美智子（P and L；電話相談 1991）によると，表3に示すように「食に関する事」「微細な身体症状に関する心配」「睡眠」「排泄」などが上位を占めている。各月齢別の主な相談内容として横田[5]は表4〜8をあげている。

4. 育児相談を行う医師の条件と心構え

①一般小児科医としての十分な知識と機能を持っている（成長発達の評価，乳幼児栄養，予防接種，小児疾病の診断と治療など）。
②医学的面接技術を持っている。
③小児の心理的，社会的発達知識と評価ができる。
④子供だけでなく家庭（家族）全体を考慮して行う。
⑤育児に関する情報に精通している。
　これらの情報に興味を持ち，絶えず収集している。
⑥表3〜8に表す相談内容に精通している。解答も絞切型ではなく，家庭の背景により柔軟性を持って対応できる。
　理論よりその子供に合った方法を取る。子育てに正解はない。
⑦育児法は個人により異なる。
⑧両親を受容して育児相談が行える医師。
　育児学の知識で解決しない時はその家庭に合った人間学の知識（人間知）で相談や助言を行う。
　育児相談の心構えとして今村は育児は生活の中で考える，子どもは発達する，個別的に考える，育児は競争ではない，数字が決定するものではない，経過をみる，絶対ということはない，気軽に話し合えるように，個人の経験は慎重に，学説は変化することがある，などを挙げている。

表3 電話相談における育児関係の相談件数
（1991年，総数5,605件）

1)「食」に関すること		32.7(%)
	母乳	12.7
	ミルク	12.2
	離乳食	6.9
	食事の自立	0.9
2) 体の心配		22.4
3) 病気関係		9.1
	病気	3.1
	事故	2.0
	予防接種	1.9
	病院関係	1.1
	家庭看護	1.0
4) 睡眠		8.6
5) 排泄		7.8
	便	6.4
	しつけ	1.2
	尿	0.2
6) 日常生活		6.2
	住居・健康・衛生	2.1
	衣類・寝具・用品	1.8
	外出	1.7
	その他	0.6
7) 性格・自立・癖		5.8
	性格・様子	3.4
	癖	2.3
	自立	0.1
8) 発育・発達		5.4
	運動発達	2.1
	発育	2.0
	精神発達	1.3
9) 人間関係		2.0

表4　1ヵ月健診でよく聞かれる心配事

哺乳に関すること
　母乳不足
　ミルクの飲みすぎ
　哺乳間隔の不均一
　哺乳にかかる時間が長すぎる
　吐乳・げっぷが出ない
体に関すること
　皮膚のトラブル（湿疹・おむつかぶれ・母斑）
　臍のトラブル（出血・肉芽・色が黒い）
　眼脂（鼻涙管閉塞）
　気道の症状（鼻閉・くしゃみ・咳・喘鳴）
　耳のかたち・副耳・耳瘻孔
　舌苔・鵞口瘡・舌小体・真珠腫
　下肢のかたち・下肢のクローヌス
　向き癖（頭のかたち）
　女児のおりもの
　頻回にうなる・しゃっくり
　黄疸
　原因のわからない泣き
睡眠に関すること
　寝つきが悪い
　昼夜が逆転している
　睡眠時間が短い
排泄に関すること
　便の回数
　便の性状と色（緑便）血液の混入
日常生活に関すること
　入浴に関すること
　衣服の着せ方
　室温の適正温度
　ペットを飼うことについて
　外出の可否・乗り物に関すること
　うつぶせ寝
　抱き癖

表5　3〜4ヵ月健診でよく聞かれる心配事

食に関すること
　ミルクの飲みすぎ・ミルク嫌い
　母乳以外のものを飲まない
　夜間の授乳が減らない
　離乳食の開始について
体に関すること
　皮膚のトラブル（アトピー性皮膚炎の心配・汗疹）
　臍ヘルニア
　股関節脱臼の心配（大腿の皮膚の非対称）
　頭の変形・向き癖（斜頭の心配）
　斜視の心配
　頭髪の脱毛
　原因不明の泣き
発育・発達に関すること
　太りすぎ・やせすぎ
　首がぐらぐらする
　指しゃぶりが激しい
　音に関心を示さない
　後ろへ反り返る
睡眠に関すること
　寝つきが悪い
　睡眠時間が短い
排泄に関すること
　便の回数（特に便秘）
　紙おむつの使用について
日常生活に関すること
　衣服の着せ方
　外出の可否・乗り物に関すること
　うつぶせ寝

表6　6〜7ヵ月健診でよく聞かれる心配事

食に関すること
　適正な哺乳量について
　離乳食の回数・種類などについて
　卵の開始について
体に関すること
　皮膚のトラブル（アトピー性皮膚炎・食物アレルギーの心配）
　頭の変形
　斜視の心配・さかさ睫
　よく咳をする
　乳腺の肥大
発育・発達に関すること
　太りすぎ・やせすぎ
　寝返りをしない
　指しゃぶりが激しい
　立たせても足を突っ張らない
睡眠に関すること
　夜泣き
　睡眠時間が短い・遅くまで起きている
排泄に関すること
　便の回数（特に便秘）
性格に関すること
　人見知りが激しい
　キーキーしている
日常生活に関すること
　乗り物に関すること

表7　9〜10ヵ月健診でよく聞かれる心配事

食に関すること
　夜間の授乳が止められない
　フォローアップミルクの使い方について
　離乳食の進みぐあいについて・遊び食べ
　断乳について
体に関すること
　皮膚のトラブル（アトピー性皮膚炎・食物
　　アレルギーの心配）
　斜視の心配
　歯の生え方・歯並び・歯の色・癒合歯
　カゼをひくとゼーゼーする
　よだれが多い
発育・発達に関すること
　太りすぎ・やせすぎ
　這い這いをしない・つかまり立ちをしない
　這い這いの形がおかしい
　親の動作を真似しない
　指しゃぶりが激しい
睡眠に関すること
　夜泣き
　睡眠時間が短い・遅くまで起きている
排泄に関すること
　便秘（便が硬い）
性格・癖に関すること
　泣き方が激しい（泣き入りひきつけ）
　人見知りが激しい・人見知りをしない
　性器をいじる・耳をいじる
日常生活に関すること
　旅行（特に温泉）について
　テレビの影響について
　歩行器の使用について

表8　12ヵ月健診でよく聞かれる心配事

食に関すること
　食事の量が増えない・好き嫌いが激しい
　遊び食べが多い・自分で食べたがる・自分で食
　　べない
　断乳について
　牛乳を嫌がって飲まない
体に関すること
　皮膚のトラブル（アトピー性皮膚炎・食物アレ
　　ルギーの心配）
　歯の生え方・歯並び・歯ぎしり
　大泉門の閉鎖の時期・髪の毛が薄い
　爪のかたち
　カゼをひくとゼーゼーする
　よだれが多い・口臭がある
発育・発達に関すること
　太りすぎ・やせすぎ
　伝い歩きをしない
　単語を一つも話さない
睡眠に関すること
　夜泣き
　睡眠時間が短い・遅くまで起きている
性格・癖に関すること
　人見知りが激しい
　癇が強い（頭をぶつける・嚙む）
　性器をいじる・耳をいじる
日常生活に関すること
　歯磨きについて
　公園の砂場の衛生状態について
　予防接種のスケジュールについて

横田俊一郎：健診で受ける相談への対応のポイント．小児内科 24：667-676, 1992 より

V. 身体計測[6,7]

1. 身体計測法

a) 体重測定

　体重計はデジタル式，自動吊り式，分銅式，時計式台秤などがある。最近はデジタル式が用いられている。以前は自動バネ秤と分銅台秤が用いられていたが，後者の方が正確である。乳児では秤感量が20g以下，5～10gのものが望ましい。デジタル・ベビーテーブルは，体重と身長が同時に測定できる。31kg，86cmまで計測可能である。乳児では哺乳の前，幼児，学童では原則として空腹時，排便・排尿の後が良い。乳児用には台の上に乳児籠を置いたものが用いられている。乳児は裸体にして，ネル布かタオルに包んで寝かせて測るのが良い。なるべく台上の位置を一定にする。7カ月以上では籠に座らせても良い。子供が台上で静かにしていない時は，母子共に測って後から母の体重を差し引くことも行われる。乳児の場合は衣服またはオムツを着けたまま測定し，あとから風袋を差し引く方法が便利である。

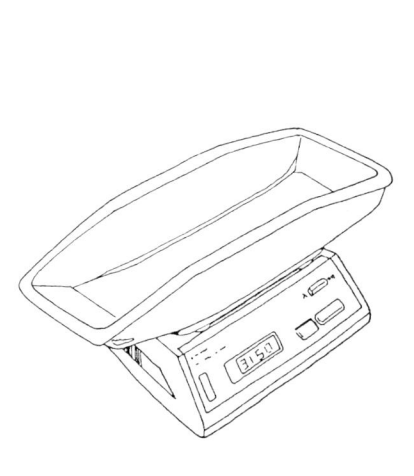
ベビースケール

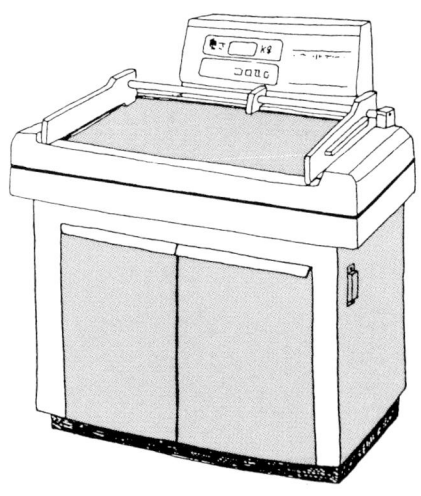
デジタル・ベビーテーブル

図2　身体計測用デジタル・ベビースケール

b）身長測定

　①乳児・幼児（3歳以下）：乳児身長計を用いる。乳児の体を仰向けに身長計上に寝かせ，介助者が頭板へ乳児の頭を着け，測定者が左手で乳児の両膝を揃えて脚が真っ直ぐに伸びるようにして，上から下へ押しつける。右手で足板を動かして乳児の両足の裏へ平に当て押しつけるようにして板上の尺度を読み取る。片足だけで測ってはいけない。1〜2カ月児では顔を一方に向けると緊張性頸反射で下肢が伸展するので計測しやすいこともある。

　②幼児（3歳以上）：満3歳以上の幼児は通常は立位で測定する。垂直な尺柱に背の正中を当てて水平板の上に直立させ，両足は揃えて両踵を尺柱に着けて両足の爪先を少し開く（30〜40度）。膝を伸ばして腹を引いて胸を張らずに両手は自然に両側に手掌を内側にして垂れ，耳眼面を水平にし，眼は前方を見るようにして踵，臀部，胸背部を尺柱につけ直立させる。検者は右側に立って右手で推進定規を静かに下ろし，被検者の頭頂部に軽く触れさせ，左手でこれを調節しながら被検者の姿勢，計器の占位に十分注意しながら目盛りを読む。値は小数点第1位まで記入する。

注意
　(a)正常姿勢とは頭・肩・股・膝・足の関節の中心がすべて一つの垂直線上にくるような姿勢である。
　(b)耳眼水平面とは，右側眼窩下縁最低点と両側の耳珠点 tragion―耳珠の上縁の起始点―。
　(c)頭頂点とは頭部を耳眼水平面の位置に保った場合，頭頂の正中線に沿った最高点を指す。
　(d)幼児の測定に際しては，検者は被検者の膝を押し，尺柱に正しく触れさせることが必要なことがある。

c）頭囲測定

　検者はまず左手に巻尺を持ち，右手で後頭最突出部 protuberanta occipitialis externa を触知し，次に右手で巻尺を引き出して，その適当部分をこれに当て，左右の側面を正しく同じ高さで前方眉間正中点 glabella に達し，巻尺を交差させる。ここにおいて巻尺の交差点を右親指腹部にて眉間に固定した後，左手を回して巻尺の位置を検し，それを正しく直した後，両手で巻尺をやや緊縛し目盛りを読む。後頭最突出部の下縁に巻尺の下縁，両眼窩の上縁に巻尺の下縁がくるようにして測定すると良い。値は小数点第1位まで記入する。水頭症や頭蓋骨縫合早期癒合症の変形のある時は最大径も一緒に測定する。

2. 計測値による成長の評価

a）計測値の評価

　身長，体重，頭囲などの計測値を手帳のそれぞれの場所にプロットし，発育曲線を作成する。現在使用されている母子手帳は平成12年度実施された乳幼児身体発育調査をもとにして平成13年改正されたもので，身長，体重が3パーセンタイルから97パーセンタイルの幅で表され

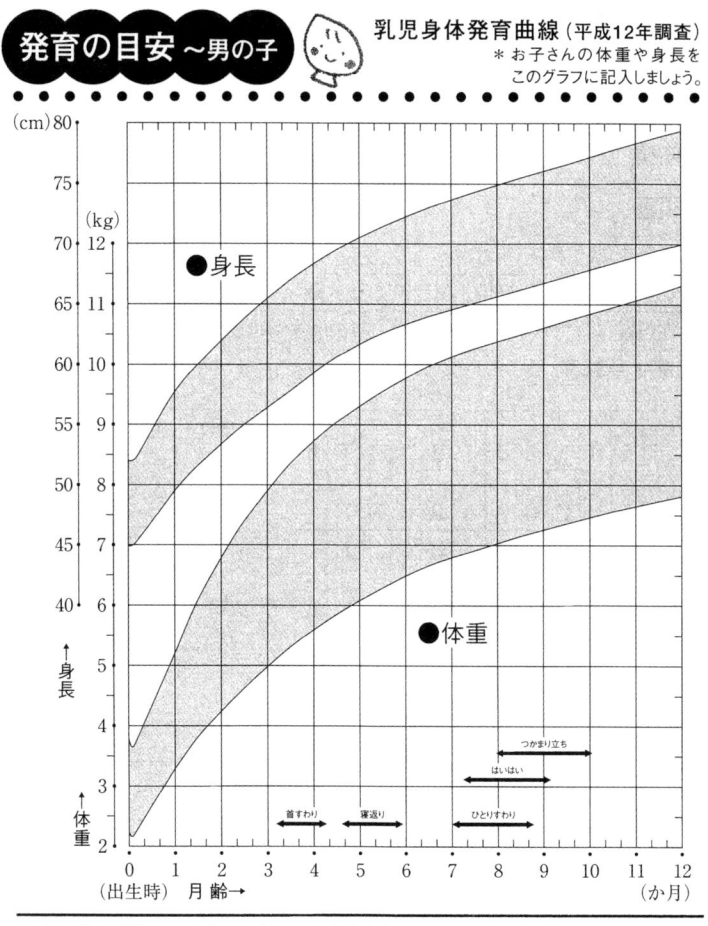

首すわり、寝返り、ひとりすわり、つかまり立ち、はいはい及びひとり歩きの矢印は、約半数の子どもができるようになる月・年齢から、約9割の子どもができるようになる月・年齢までの期間を表したものです。
お子さんができるようになったときを矢印で記入しましょう。

図3　乳児身体発育曲線（平成12年調査）

24　V. 身体計測

幼児身体発育曲線（平成12年調査）
＊お子さんの体重や身長をこのグラフに記入しましょう。

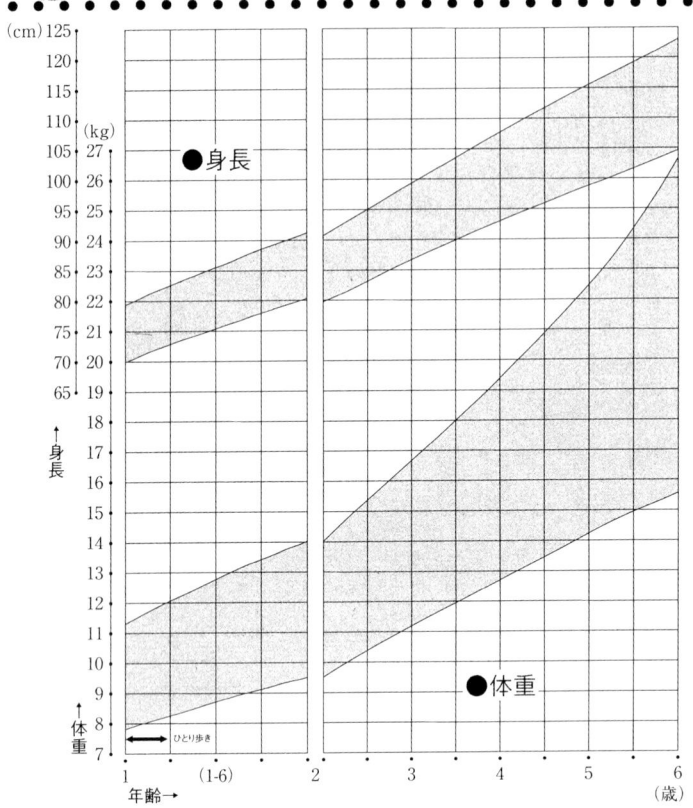

●身長
●体重

身長と体重のグラフ：線の中には、各月・年齢の94パーセントの子どもの値が入ります。乳幼児の発育は個人差が大きいですが、このグラフを一応の目安としてください。なお、2歳未満の身長は寝かせて測り、2歳以上の身長は立たせて測ったものです。

図4　幼児身体発育曲線（平成12年調査）

発育の目安 〜女の子　　乳児身体発育曲線（平成12年調査）
＊お子さんの体重や身長をこのグラフに記入しましょう。

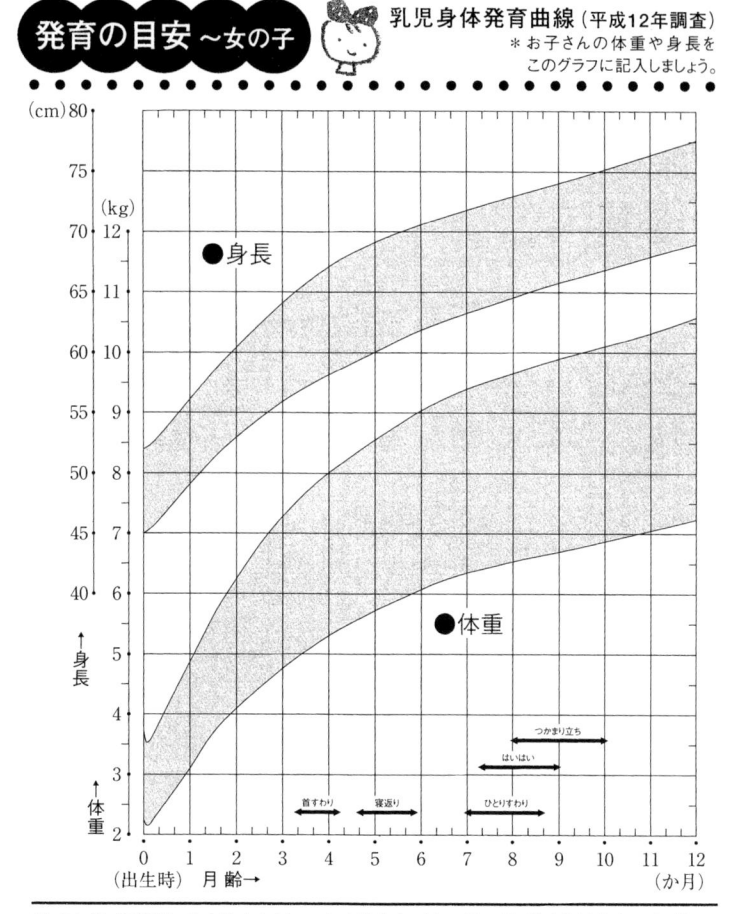

首すわり、寝返り、ひとりすわり、つかまり立ち、はいはい及びひとり歩きの矢印は、約半数の子どもができるようになる月・年齢から、約9割の子どもができるようになる月・年齢までの期間を表したものです。
お子さんができるようになったときを矢印で記入しましょう。

図5　乳児身体発育曲線（平成12年調査）

28　V. 身体計測

図8　乳幼児身体発育曲線（平成12年調査）

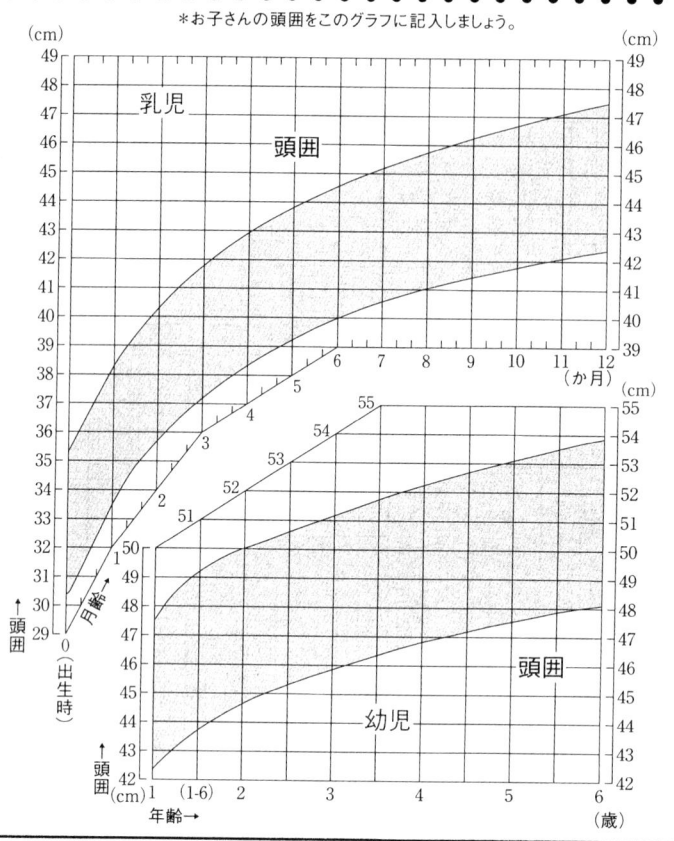

図5 乳児身体発育曲線（平成12年調査）

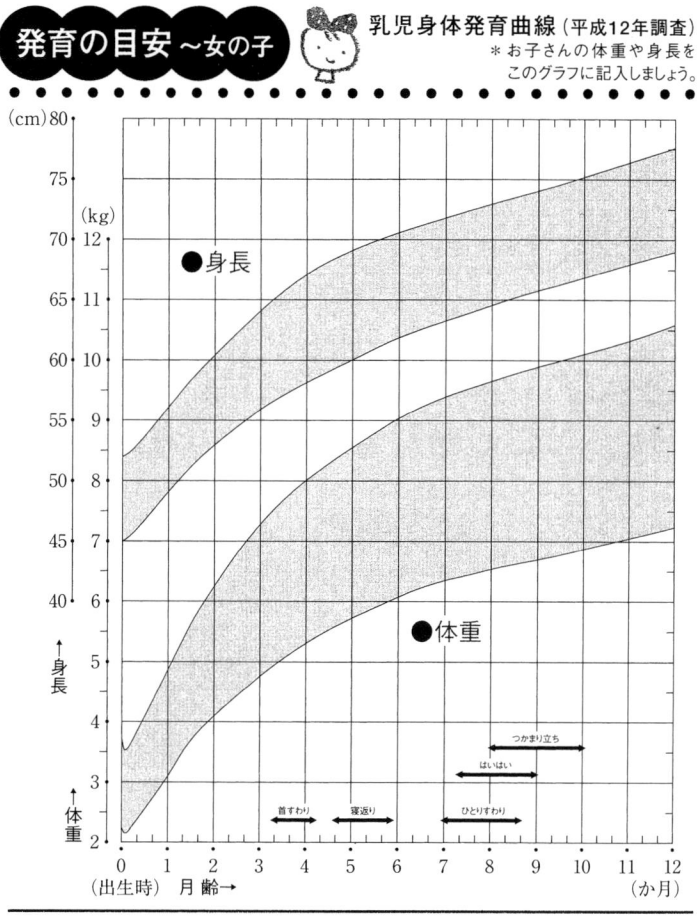

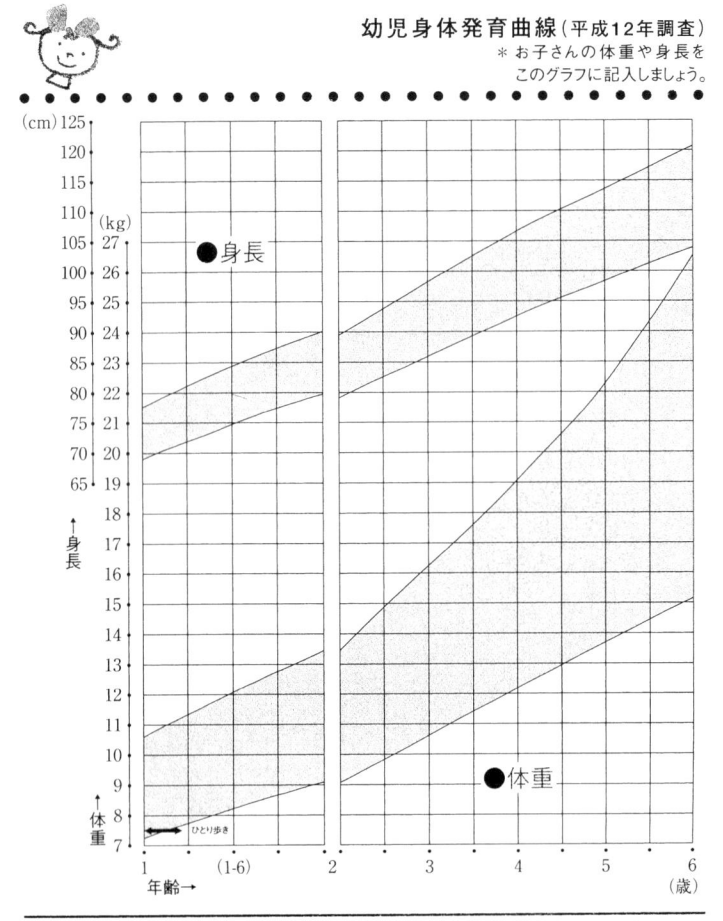

26　V. 身体計測

幼児身体発育曲線（平成12年調査）
＊お子さんの体重や身長をこのグラフに記入しましょう。

身長と体重のグラフ：線の中には、各月・年齢の94パーセントの子どもの値が入ります。乳幼児の発育は個人差が大きいですが、このグラフを一応の目安としてください。なお、2歳未満の身長は寝かせて測り、2歳以上の身長は立たせて測ったものです。

図6　幼児身体発育曲線（平成12年調査）

図7 乳幼児身体発育曲線（平成12年調査）

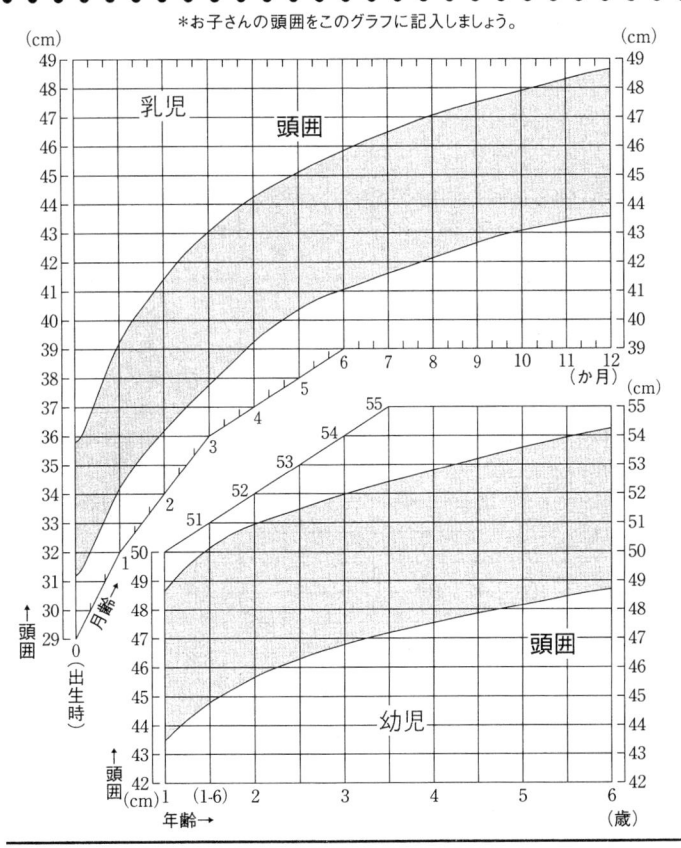

頭囲～女の子　　乳幼児身体発育曲線（平成12年調査）

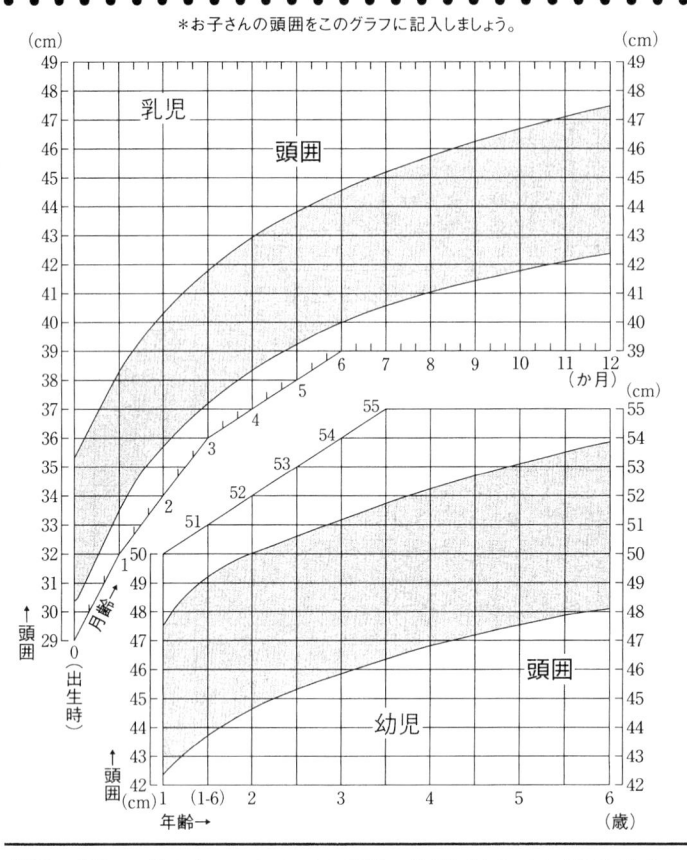

頭囲のグラフ：線の中に94パーセントの子どもの値が入ります。なお、頭囲は左右の眉の直上を通るようにして測ったものです。

図8　乳幼児身体発育曲線（平成12年調査）

ている．計測値がこの幅の範囲内にあれば正常とする．プロットした点が身長が体重より上にあればやせて見え，体重が上にあれば肥ってみえる．計測値が3パーセンタイル未満，および97パーセンタイル以上のものは，その原因が病的な可能性があるものもあるので，専門医による精密健診が必要である．3パーセンタイル以下の時は出生時の体重，母親の体格，子どもの頃の両親の身体発育，児の発育曲線と発達などが正常の判定に役立つ．

　次は以前からの計測値をプロットして作成した発育曲線の評価である．発育曲線が母子手帳に描かれている正常パターンと平行していれば問題はない．逸脱している時は，異常の可能性があるので継続観察か，精密健診を行う．いずれにしろ，計測値が各年月齢ごとの発育基準値により作成された発育曲線の3パーセンタイルから97パーセンタイルの範囲内にあり，発育曲線基準図と同様なパターンに発育していれば問題はない．発育に異常がみられたものは家族歴（家族性低身長や家族性高身長のものなど），特異な顔貌（先天性代謝異常，奇形症候群，骨系統疾患など），身体のプロポーション（骨系統疾患，先天性代謝異常など），食事の詳細な問診（failure to thrive など）個々をみる．

b) 発育指数

　痩せ，肥満など体つきの特徴を表示するための指数で，体型や栄養状態の判定に使用される．

Kaup-Davenport 指数（Kaup 指数）

　（正常範囲 15～18）

$$\frac{体重\ (g)}{身長\ (cm)^2} \times 10$$

　一般に kaup 指数と言われている．我が国では10倍値が慣用されている．月齢3～12カ月では正常域は15～18である．18以上は肥満傾向，15以下は痩せ傾向である．Kaup 指数は乳幼児の栄養の判定に使用される．Kaup 指数は幼児期全体に使用されるが，判定が年齢により多少異なる．健診結果の蓄積により乳児肥満は良性で心配がないことがわかり，かつ10～3パーセンタイル以下の体重増加不良ややせも食事指導を行ってもほとんど効果がなく，心配のない体質であるものが多い．食事指導が養育者のストレスとなることが多い．このような理由から乳児や1歳半頃までは Kaup 指数のよる指導はあまり行はない方がよい．2歳過ぎからの肥満ややせの判定には母子手帳に掲載されている図9，10が便利である．

V. 身体計測

肥満とやせの目安〜男の子　幼児の身長体重曲線

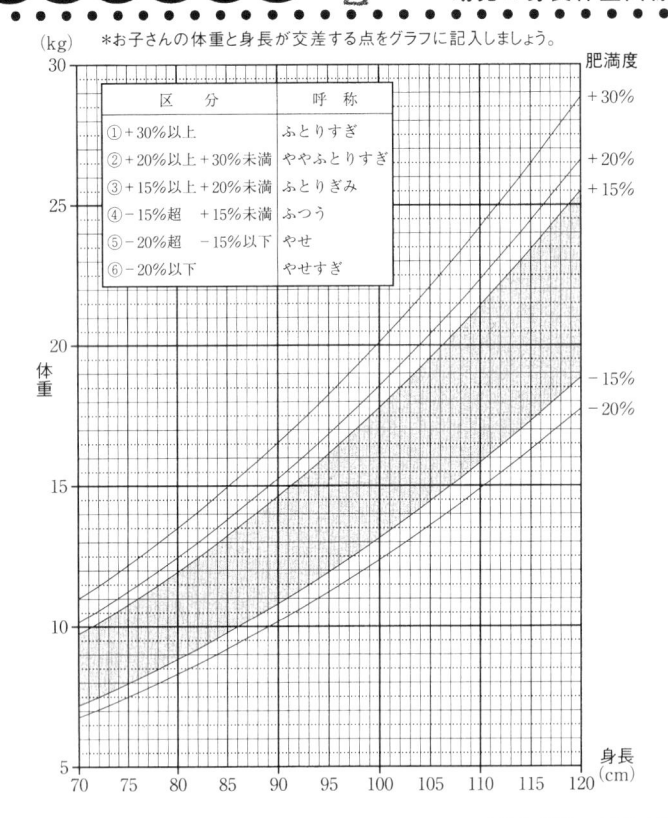

*お子さんの体重と身長が交差する点をグラフに記入しましょう。

区分	呼称
① +30%以上	ふとりすぎ
② +20%以上 +30%未満	ややふとりすぎ
③ +15%以上 +20%未満	ふとりぎみ
④ -15%超　+15%未満	ふつう
⑤ -20%超　-15%以下	やせ
⑥ -20%以下	やせすぎ

子どものからだつきは成長とともに変化し、個人差も大きいのですが、この曲線を肥満とやせの一応の目安としてください。「ふつう」に入らないからといってただちに異常というわけではありませんが、心配な場合は医師等に相談しましょう。身体計測を行ったときはこのグラフに記入し、成長に伴う変化をみるようにしましょう。

図9　幼児の身長体重曲線

肥満とやせの目安〜女の子　幼児の身長体重曲線

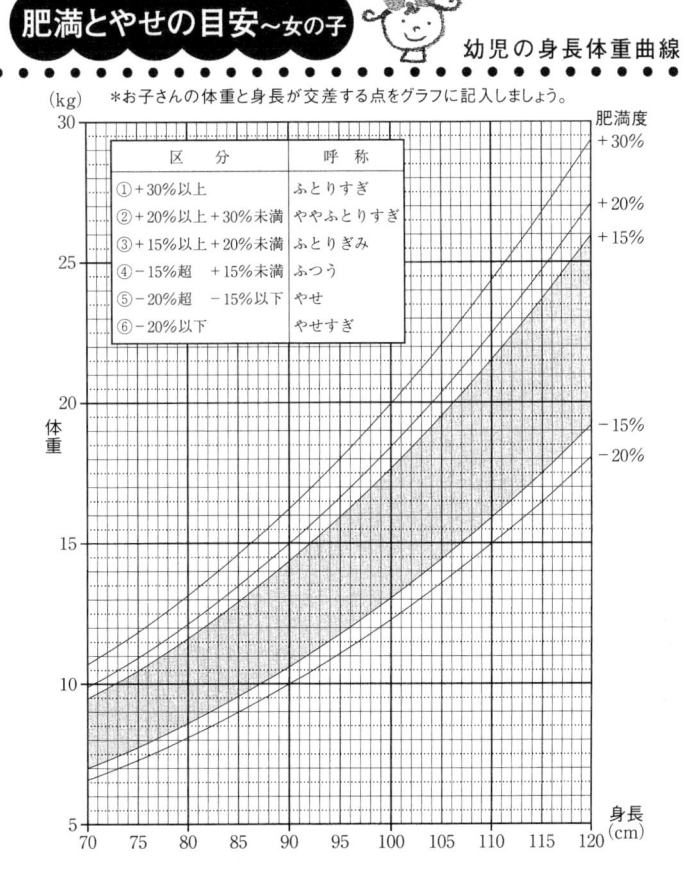

*お子さんの体重と身長が交差する点をグラフに記入しましょう。

区　分	呼　称
① ＋30％以上	ふとりすぎ
② ＋20％以上 ＋30％未満	ややふとりすぎ
③ ＋15％以上 ＋20％未満	ふとりぎみ
④ －15％超　＋15％未満	ふつう
⑤ －20％超　－15％以下	やせ
⑥ －20％以下	やせすぎ

子どものからだつきは成長とともに変化し、個人差も大きいのですが、この曲線を肥満とやせの一応の目安としてください。「ふつう」に入らないからといってただちに異常というわけではありませんが、心配な場合は医師等に相談しましょう。身体計測を行ったときはこのグラフに記入し、成長に伴う変化をみるようにしましょう。

図10　幼児の身長体重曲線

VI. 発達の評価

1. 生理機能発達の評価

a) 体 温

　測定部位は腋下，直腸，口腔内で行われる。
直腸計：1歳未満の乳児に使用する。

　乳児を側臥位とし，直腸計の先にグリセリンまたはオリーブ油を塗って肛門内に3cm挿入し，3分間固定して測定する。直腸温は腋下温より0.5～1.0℃高い。排便回数が多い時，下痢の時は使用しない。
腋下計：1歳以上に使用する。

　局所の汗をよく拭く。体温計を腋下の下から上の方に向けて挿入し，腋下の中心に体温計の水銀部分を挟み，腋下を上腕でよく締めて，隙間のないようにして，5分間保持する。体温計を挟んだままの小児をたとえ年長児であっても独りにさせないようにする。

　近頃は水銀体温計の代わりに測定時間が短くてすむ電子体温計も用いられている。食事の直後，運動した後，激しく泣いた後，入浴後は体温が高くなるので避け，10分以上安静にした後に測定することが望ましい。

　体温は1日の中でも生理的に差があり，就寝時から朝まで低く，午後から夕方にかけて0.5～1℃高くなる。この生理的日内変動は2歳頃から現れ，5歳頃にはっきりしてくる。
口腔計：取扱いが難しく，危険度も高いため学童期以降で口腔内に体温計を保持できるようにならないと使用されない。

　軸の部分を第1，第2門歯の間に軽く置き，舌で体温計を十分覆って，口腔内に空気を通さないようにし，5分間，この姿勢を維持する。口腔温は腋下温より0.4～0.5℃高い。
判定：普通37.1～38℃の発熱を微熱，39℃以上を高熱という。しかし乳幼児では正常でも37.5℃の体温を示すものがいるので微熱の診断は慎重に行う。

b) 呼 吸

　安静時，または睡眠時に行う。

　乳児の呼吸運動は主として横隔膜の上下によって営まれる腹式呼吸であるので，呼吸数を数える時は腹部の動きをみる。幼児や学童の呼吸運動は胸腹式であるから，胸の動きを数える。小児が睡眠している時は，聴診器を鼻孔の前において呼吸音を聞くことによって呼吸数を数え

てもよい．新生児や乳児では呼吸は少なくとも1分間数える必要がある．年齢が少ないほど呼吸数は多い．

c）脈　拍

安静または睡眠時に行う．

おもに橈骨動脈，乳児では浅側頭動脈で測定する．その他，足背動脈など，末梢の拍動が触れる部位で行う．乳児では心拍動数の聴診で代用することもある．15秒数えて4倍したり，

表9　健康小児の腋窩温（平均値±標準偏差）（巷野悟郎）

		月年齢	例数(人)	起床前	最高(℃)	37℃以上(%)	昼食前(10〜12時)	午後(4〜6時)	最高(℃)	37℃以上(%)	就床前
男子	乳幼児	4〜5日	28	36.67±0.30	37.5	5人(18.5)	36.70±0.29	36.78±0.28	37.5	5人(18.5)	36.72±0.26
		1ヵ月	58	36.68±0.25	37.5	6　(7.8)	36.62±0.27	36.72±0.27	37.4	6　(7.8)	36.71±0.23
		3〜4ヵ月	40	36.35±0.34	37.5	3　(5.1)	36.47±0.35	36.38±0.42	37.3	5　(8.6)	36.40±0.46
		6ヵ月	69	36.28±0.34	37.7	4　(3.3)	36.43±0.39	36.42±0.39	37.4	5　(4.2)	36.40±0.39
		1〜2歳	124	36.11±0.45	37.2	3　(2.1)	36.45±0.37	36.51±0.34	37.3	6　(4.1)	36.34±0.43
		3〜4歳	123	36.13±0.32	37.0	8　(5.4)	36.40±0.38	36.47±0.38	37.4	7　(4.7)	36.30±0.39
		5〜6歳	187	36.20±0.38	37.0	7　(4.3)	36.49±0.37	36.57±0.34	37.2	7　(4.3)	36.37±0.37
	小学生	1年	299	36.25±0.34	37.0	3人(0.9)	36.67±0.46	36.52±0.37	37.3	34人(9.7)	36.31±0.37
		2年	320	36.23±0.32	37.1	3　(0.9)	36.65±0.36	36.58±0.39	37.5	24　(7.0)	36.32±0.36
		3年	347	36.26±0.37	37.0	3　(1.0)	36.60±0.41	36.53±0.41	37.9	20　(6.5)	36.32±0.39
		4年	336	36.27±0.35	37.1	8　(2.5)	36.60±0.37	36.55±0.38	37.6	44　(13.5)	36.33±0.35
		5年	335	36.30±0.35	37.9	5　(1.4)	36.53±0.39	36.54±0.38	37.6	26　(7.4)	36.36±0.40
		6年	307	36.26±0.36	37.3	6　(1.7)	36.49±0.35	36.50±0.39	37.4	22　(6.3)	36.34±0.34
	中学生	1年	486	36.24±0.34	37.5	4人(1.7)	36.43±0.38	36.55±0.40	37.4	37人(15.7)	36.31±0.35
		2年	500	36.23±0.35	37.2	6　(2.4)	36.46±0.38	36.63±0.33	37.8	25　(10.0)	36.33±0.37
		3年	438	36.24±0.32	37.4	1　(0.4)	36.41±0.39	36.53±0.35	37.4	25　(9.7)	36.32±0.33
女子	乳幼児	4〜5日	26	36.68±0.28	37.5	4人(17.4)	36.70±0.23	36.76±0.27	37.5	5人(21.7)	36.71±0.25
		1ヵ月	81	36.66±0.28	37.5	5　(8.9)	36.64±0.27	36.79±0.24	37.4	4　(7.1)	36.78±0.26
		3〜4ヵ月	51	36.40±0.37	37.5	5　(8.0)	36.46±0.36	36.38±0.40	37.6	5　(8.1)	36.42±0.40
		6ヵ月	114	36.27±0.38	37.4	7　(5.9)	36.45±0.34	36.40±0.35	37.4	5　(5.9)	36.45±0.33
		1〜2歳	112	36.10±0.42	37.2	5　(4.0)	36.42±0.40	36.45±0.41	37.3	7　(5.6)	36.29±0.38
		3〜4歳	115	36.10±0.43	37.3	4　(3.2)	36.43±0.36	36.57±0.34	37.4	8　(6.4)	36.28±0.41
		5〜6歳	186	36.19±0.38	37.4	6　(3.5)	36.47±0.39	36.51±0.35	37.4	9　(5.3)	36.31±0.40
	小学生	1年	289	36.23±0.35	37.3	4人(1.2)	36.63±0.44	36.46±0.38	37.6	28人(8.3)	36.31±0.36
		2年	327	36.19±0.37	37.9	8　(2.2)	36.55±0.40	36.50±0.39	37.6	31　(8.7)	36.28±0.36
		3年	298	36.21±0.42	37.4	4　(1.2)	36.45±0.42	36.42±0.42	37.5	31　(9.1)	36.26±0.39
		4年	335	36.27±0.36	37.1	2　(0.6)	36.43±0.45	36.46±0.37	37.7	21　(6.5)	36.28±0.36
		5年	300	36.25±0.34	37.6	3　(0.9)	36.45±0.36	36.47±0.33	37.6	14　(4.2)	36.30±0.36
		6年	305	36.29±0.34	37.3	8　(2.8)	36.50±0.39	36.49±0.38	37.3	27　(8.3)	36.36±0.34
	中学生	1年	402	36.24±0.34	37.4	8人(4.0)	36.31±0.39	36.50±0.38	37.5	26人(12.9)	36.26±0.37
		2年	418	36.21±0.39	37.5	4　(1.7)	36.30±0.43	36.49±0.41	37.7	22　(9.2)	36.30±0.39
		3年	488	36.22±0.35	37.7	3　(1.3)	36.30±0.41	36.47±0.43	37.5	32　(14.2)	36.21±0.39

30 秒数えて 2 倍したりするが，正確には 1 分間数える。

脈拍数は 2 歳以降には日内変動があり，睡眠時には 1 分間およそ 10〜20 少なくなる。脈拍数は診察の時の不安，興奮，啼泣によって増加するので，乳幼児では睡眠時に測らないと正確な値が得られない。
判定：表 10 参照。

表 10 安静時呼吸数, 脈拍数と年齢

年齢	呼吸数 (回/分)	脈拍数 (回/分)
新生児	40〜55	120〜140
乳児	30〜45	120〜130
幼児	25〜30	110〜100
学童	16〜25	90〜80
青年	15	80〜70

2. 精神運動発達[8,9]の評価

育児相談における簡単な精神運動発達のスクリーニング的評価法を記載する。最初問診にて発達の状態を聞き，簡単な診察によりそれを確認する。早産児は修正月齢で評価を行う。在胎 30 週以前，出生体重 1,000 g 未満の超未熟児はお誕生過ぎても修正月齢の配慮が必要である。

1 カ月
a) 問　診
  1) ミルクを良く飲みますか
  2) 明るい方を見ますか

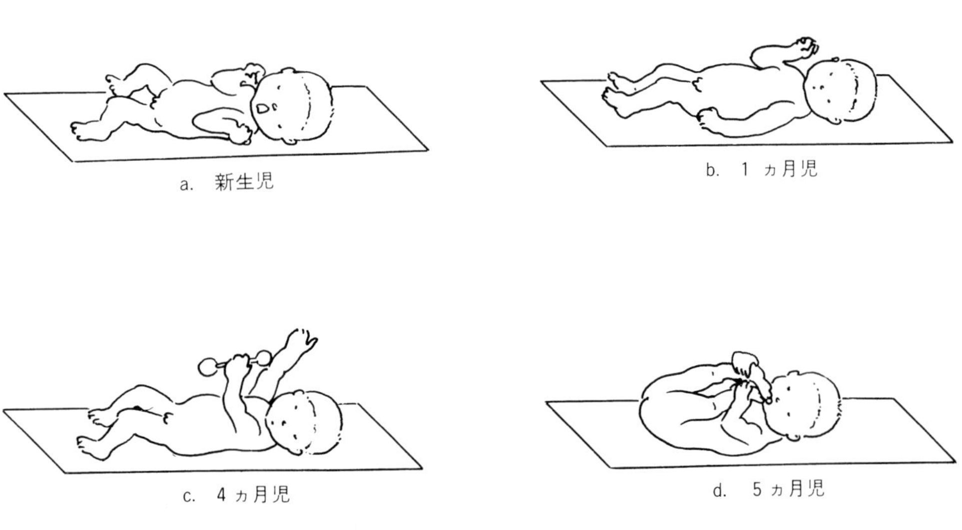

a. 新生児　　　　b. 1 ヵ月児

c. 4 ヵ月児　　　　d. 5 ヵ月児

図 11　背臥位の姿勢の発達

3）寝ていて自由に頸の向きを変えますか
　4）泣いている時に声をかけると泣き止みますか
　5）特に気になることがありますか

b) 診　察

　頭囲が出生時より2 cm以上，体重が1,000 g以上増加していることを確認する．姿勢は背臥位で手を軽く握り，非定型緊張性頸反射の姿勢をとることが多い．頸を背屈し自発運動が少なく一定の姿勢をとっているものは異常といえる．引き起こし反射で引き起こすと，頸はやや背屈するが引き起こせる．

2カ月

a) 問　診

　1）あやすと笑いますか
　2）物を見て追いますか
　3）アーアー，ウーウーとしきりに声を出しますか
　4）手を口へ持って行きますか
　5）頸はだいぶしっかりしていますか
　6）ミルクを良く飲みますか
　7）特に気になることがありますか

b) 診　察

　反応性の笑いと追視を確認する．まず姿勢，自発運動をみ，次に引き起こしで背筋の緊張の有無をみる．2カ月になると頸はだいぶしっかりしている．腹位水平抱き（図12）で頸が体幹とほぼ平行となる．腋下を支え抱き上げると両下肢を伸展する．姿勢としては伸展優位で，緊張性頸反射が目立つ時期であるが典型的ではない．

3カ月

a) 問　診

　1）頸は座っていますか
　2）あやすと笑いますか
　3）アーアーとかウーウーとかしきりに声を出しますか
　4）物を見てよく追いますか
　5）手はほとんど開いていますか
　6）ガラガラを持たすと少しの間握って遊んでいますか
　7）特に気になることがありますか

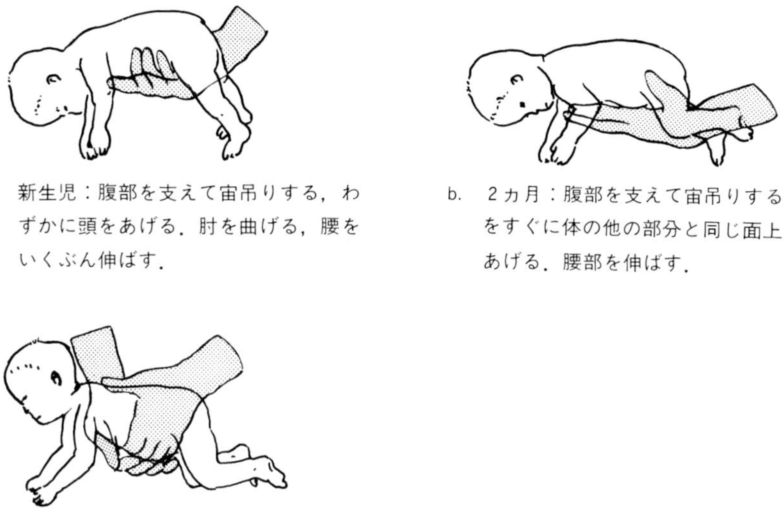

a. 新生児：腹部を支えて宙吊りする，わずかに頭をあげる．肘を曲げる，腰をいくぶん伸ばす．

b. 2カ月：腹部を支えて宙吊りする．頭をすぐに体の他の部分と同じ面上まであげる．腰部を伸ばす．

c. 4カ月：腹部を支えて宙吊りする．頭を十分に，他の部分の面より上方にあげる．

図12　腹位水平抱きの発達

b) 診　察

　頭囲が40 cm，体重6,000 g，身長60 cm以上あることを確認する。問診での1），2），3）は特に大切である。6）は正常でもしない乳児が存在する。手の開き具合，姿勢，自発運動を観察した後，引き起こし反射で頸の座りを確認する。次に両下肢を支え体幹を左右にゆっくり倒して体幹の立ち直りをみる。支えている手掌に立ち直りが感じられる。腹位，背位水平抱きを行い，腹筋と背筋の緊張の差をみる。手は開いており，物を握らせると少し握っている。

4カ月：4カ月は発達チェックに重要な月齢である

a) 問　診

　1）頸は座っていますか
　2）ガラガラを持たせると握ったり，なめたり眺めたりして遊びますか
　3）仰向きから横向きに半分寝返りますか
　4）あやすと声をたてて笑いますか
　5）物を見て上下に追いますか
　6）抱っこしていると着物の裾など偶然触れた物をつかみますか
　7）今までに何か異常があると言われたことがありますか
　8）寝ていて両手を眼の前で見つめて遊んでいることがありますか

b) 診　察

　問診項目 1），2），3），4），5），6）共に重要。頭の大きい両親や体格の大きい乳児は頭囲が大でも心配ない。姿勢，自発運動を観察し，次に引き起こし反射で定頸を確認する。次いで腋下を支えて上体を傾け体幹の立ち直りをみる。4 カ月では体幹の立ち直りがみられる。背位水平抱きで体幹と頸に起き上がろうとする力がみられるが，完全に水平とならない。Moro 反射などの原始反射の消失を確認する。追視は左右水平方向のみでなく，上下にもみられる。

5 カ月

a) 問　診

　1) 腰を支えると座れますか
　2) 抱いているとしきりに顔をいじりますか
　3) 近くの物を手を伸ばしてつかみますか
　4) いろいろな物を両手で口へ持って行きますか
　5) 寝返りをしますか
　6) 部屋に誰もいなくなると泣きますか
　7) お腹が一杯になると哺乳ビンを払いのけますか
　8) 呼ぶと振り向きますか

b) 診　察

　問診項目 1），2），3），4），8）が重要。近くの物を手を伸ばしてつかむ，つかみ方は手全体でつかむ。背臥位では左右対象性の姿勢。引き起こすと上下肢が屈曲する，屈筋優位である。姿勢立ち直り反射は陽性となる。顔に布をかけるともがき，偶然取り除ける。腋下を支えて下肢を着かそうとしても着かないが，ピョンピョンする。腹位では両肘を伸ばして（図 13）手で体重を支える。背臥位水平抱き（図 14）で頸と体幹が平行となる。

6 カ月

a) 問　診

　1) 両手を着いて背を丸くして，ほんの僅か座れますか
　2) 寝返りをしますか
　3) 脇下を支えて立たせると足をつきますか
　4) 手を伸ばして玩具をつかみますか
　5) 母親のことわかりますか
　6) 側で新聞を読んでいると，引っ張って破きますか
　7) 母親が名前を呼ぶと振り向きますか
　8) しきりと声を出して遊んでいますか

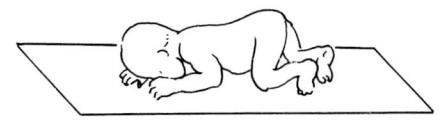

a. 新生児：腰を高くあげ，両膝を曲げている．

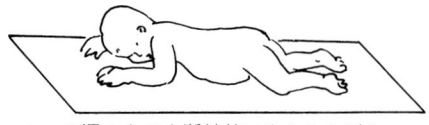

b. 6週：あごを断続的に床からあげる．

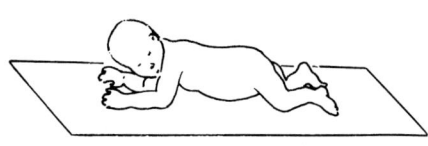

c. 3ヵ月：顔を45〜90度あげる．

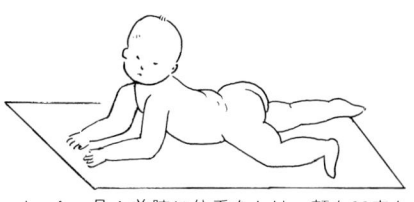

d. 4ヵ月：前腕に体重をかけ，顔を90度あげる．床から胸を少し離す．

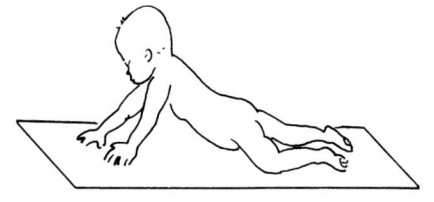

e. 5ヵ月：両手に体重をかけ，両腕を伸ばす．

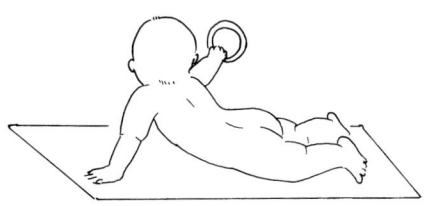

f. 6ヵ月：片手で体重を支え，片手で何か持って遊んでいる．上体がさらに挙上している．

図13　腹臥位の姿勢の発達

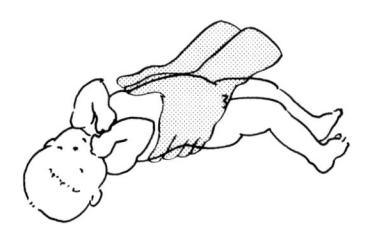

a. 1ヵ月半：反対に弓のように反ってしまう．

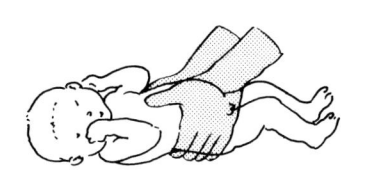

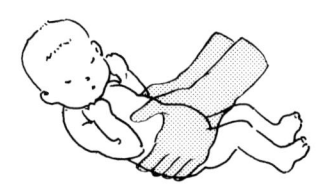

b. 5ヵ月：水平

c. 6ヵ月：頸を前屈して起き上がろうとしている．

図14　背位水平抱きの発達

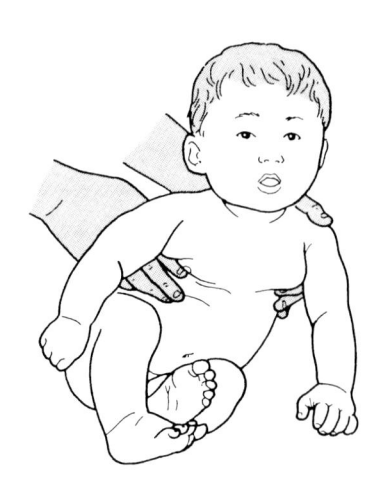

図15 視性立ち直り反射

9) いないいないバアーを喜びますか

b) 診　察

　問診項目1), 2), 4), 5), 6), 7) が大切。背臥位は対称性で，足を持って遊んでいる。視性立ち直り反射（図15）（＋），座位の平衡反応（±）。座らせて座位の発達を確認する。顔に布をかけてつかみ方をみる。6カ月では顔に布をかけると片手で取り除く。一方の手で取ったら，その手を押さえてもう一度布をかけ，両手の機能をチェックする。つかみ方は拇指側持ちである。両手を着いて背を丸くしてほんの僅か座れない時は，腰を支えて座らせ，身体を左右に傾けて体幹の立ち直り，視性立ち直り反射をみる。背臥位水平抱きにすると頭が前屈し，起き上がろうとする。腹位では片手で体重を支え，他方の手で好きなおもちゃを取ろうと手を伸ばす。この頃になると母親がわかる。人見知りするようになる。寝返らないが，お座りしている乳児もいる。

7カ月：発達をチェックするのに重要な月齢である

a) 問　診

　1) ひとりで座っておもちゃを持って遊んでいますか

　2) 寝返りをしてもとにもどりますか。（仰臥位→腹位→仰臥位）

　3) 立たせると足を着いて，少し体重を支えますか

　4) 何か欲しい物があると声を出して要求しますか

　5) 食卓をかきまわしますか。さじを持って食卓を叩きますか

　6) いろいろな物を手を伸ばしてつかみ，何でも口へ持って行って遊びますか

　7) 人見知りをしますか

b) 診　察

　問診項目1), 2), 3), 4), 5), 7) が大切。母の膝に座らせ，色の着いた積み木を手の掌に

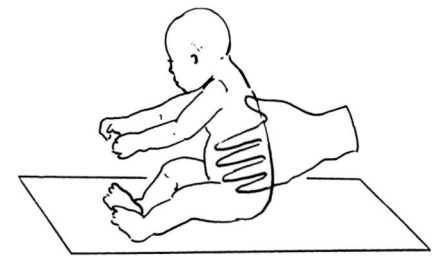

a. 5ヵ月：腰を支えて坐らせる．

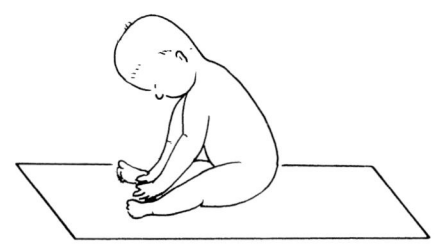

b. 6ヵ月：背中を丸くして両手を出して坐っている．

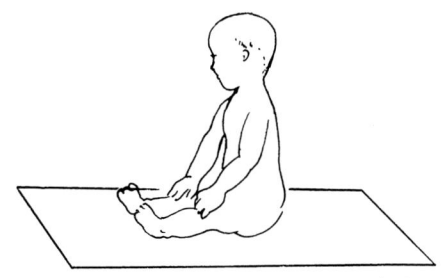

c. 7ヵ月：支えないで，しっかり坐る．

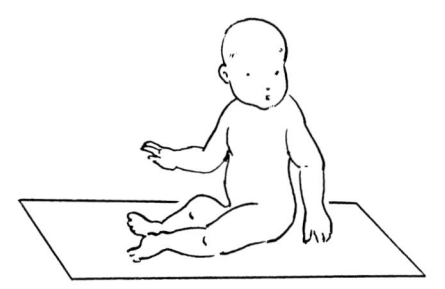

d. 8ヵ月：体をねじって後ろのものを取ろうとする．

図16　お坐りの発達

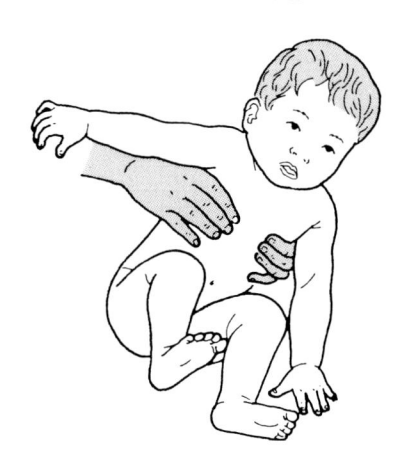

図17　坐位の平衡反応

乗せて差し出し，両手のつかみ方をみる．つかみ方は，拇指，人差し指，中指でつかむ，拇指側持ちである．次にお座りさせ，お座りの発達をみる．7カ月では手を離して座って（図16）しばらくの間遊んでいられる．視性立ち直り反応（＋），坐位平衡反応（図17）（＋），横のパラシュート反射（±）．つかみ方がチェックできない時は顔に布をかけてつかみ方をみる．

両腋下を支え下肢を着かせる（図18）．下肢を着かない時は，下肢をピョンピョンしない乳

42　Ⅵ. 発達の評価

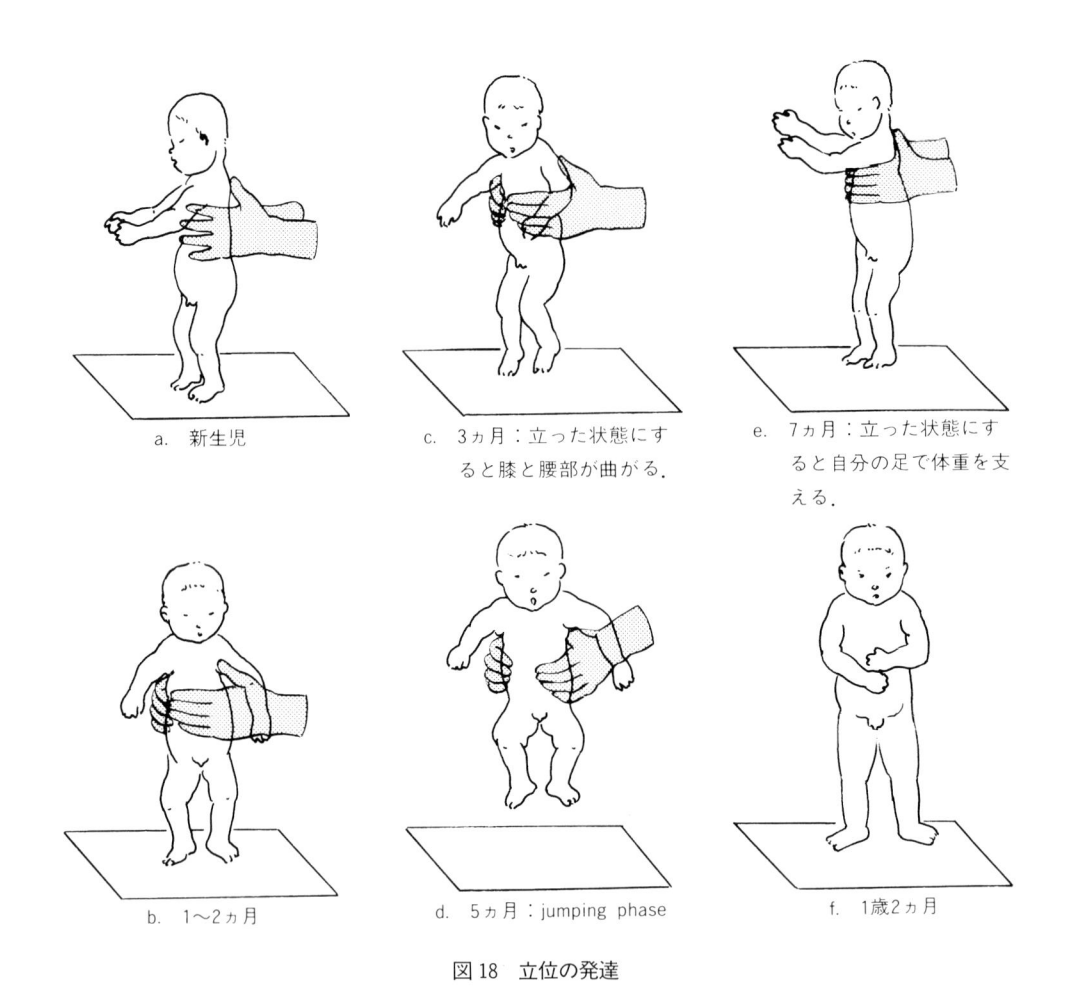

a. 新生児

c. 3カ月：立った状態にすると膝と腰部が曲がる.

e. 7カ月：立った状態にすると自分の足で体重を支える.

b. 1〜2カ月

d. 5カ月：jumping phase

f. 1歳2カ月

図18　立位の発達

児を疑う。人見知りは親と他人の区別がつくということで精神発達の1つの手がかりであるが，保育所に預けているとしないことがある。

8カ月

a) 問　診
 1) つかまらせると立っていますか
 2) お座りをして身体をねじって後ろのものを取ろうとしますか
 3) 仰向けに寝かせておくと嫌がってすぐに寝返りをうちますか
 4) ハイハイで後ろに進んだりクルクルと廻りますか
 5) 床に落ちている小さい物を指を伸ばして拾おうとしますか
 6) 他の人が食べている物を見て欲しがりますか
 7) 物を何度も落として喜びますか
 8) お母さんの顔を見ると身体を乗り出し抱いて貰いたがりますか

b) 診　察

　問診項目 1），2），3），5），6），7），8）が重要。お座りをさせて座り具合を見る。視性立ち直り反射（＋），座位の平衡反応（＋），横のパラシュート反射（＋）。積み木を差し出し，つかみ方（拇指側持ち）を見る。腋下を支えて下肢の体重の支え具合を見る。ベッドに手の届く距離から抱きかかえた乳児の上体を落下させ，低いパラシュート反射を見る。8 カ月では低いパラシュート反射は陽性である。

9 カ月

a) 問　診

　1）つかまり立ちをしますか
　2）ハイハイをしますか
　3）引き出しを開けていろいろな物を引き出しますか
　4）イヤイヤ，ニギニギ，おててパチパチなどの物真似をしますか
　5）人見知りはしましたか
　6）お茶碗を両手で口へ持っていきますか
　7）落とした物を覗き込んで探そうとしますか

b) 診　察

　問診項目 1），2），4），7）が大切。この頃になると，泣いて暴れて十分診察ができないことがあるので問診を良く尋ねる。つかまり立ちは低い所ではつかまって立ち上がれるが，高い所では膝立ちである。ハイハイは肘這いでも腹這い（図 17）でも膝這いでもどちらでも良い。積み木を見せてつかみ方を見る。つかみ方は拇指側持ちか鋏持ちである。パラシュート反射で両手の開き具合を見る。

10 カ月：発達チェックに重要な月齢である

a) 問　診

　1）つかまり立ちをしますか
　2）ハイハイをしますか
　3）テーブルを廻って欲しい物を取りに行きますか
　4）「イヤイヤ」「ニギニギ」「おててパチパチ」「バイバイ」などの大人の言葉を理解して動作をしますか
　5）「マンマ」と言って食事の催促をしますか
　6）「いけません」と言うと，ちょっと手を引っ込めて親の顔を見ますか

b) 診　察

　問診項目 1），2），3），4）が大切。5），6）はしていれば良いが，しないからといって必ずし

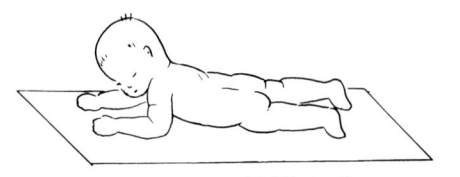

a. 肘這い，ズリ這い hauling

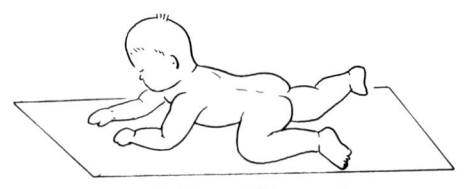

b. 腹這い，低這い crawling

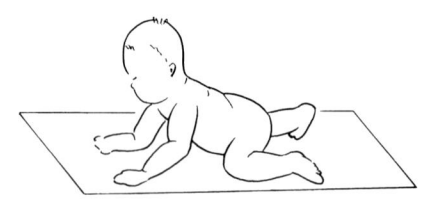

c. 膝這い，高這い creeping

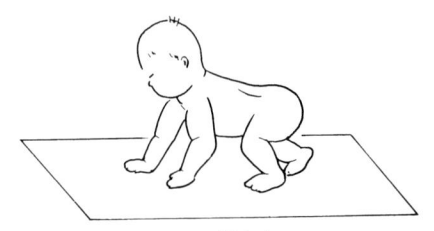

d. 熊歩き

図19　腹這い

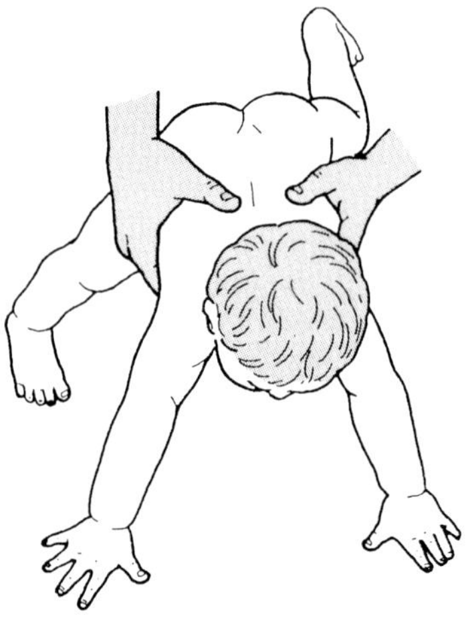

図20　パラシュート反射

も異常とはいえない。積み木を差し出し，つかみ方を見る。つかみ方は拇指と他の指の腹側でつかむ鋏持ちである。支えて両下肢を着かせ，立位の発達を見る。この時，踵がちゃんと着いているか，手が自由になっているかを見る。この姿勢で左右，前に倒し，ホッピング反応（Hopping reaction）を見る。伝い歩きが見られれば，どちらか一方向は陽性のはずである。パラシュート反応（図20）（＋），ハイハイは膝這い（高這い）が多い。9～10ヵ月で正常でも物マネ動作をしない乳児がいる。後追，落したものを捜すなどをやっていれば問題はない。

11カ月

a) 問　診

　1) 伝い歩きをしますか

　2) カタカタ，椅子などを押して前へ進みますか

　3) 両手を引くと歩きますか

　4) 絵本をめくりますか

　5) スプーン，櫛など大人の使っている物を真似して使おうとしますか

　6) 箱，ビンなどのふたを開けたり，閉めたりして遊びますか

　7) お頂戴をすると渡す真似をしますか

　8) 父や母が出かける時，後を追いますか

　9) 哺乳ビンを自分で持って飲みますか

b) 診　察

　問診項目1), 2), 7), 8) が大切。育児相談では，お誕生と10カ月の間にあり，あまり意味が持てない月齢である。積み木のつかみ方は鋏持ちか，指先持ちである。運動発達が正常なら，お頂戴をすると渡す真似をするとか，後追い行動が精神発達を見るのに大切である。ホッピング反応は，左右，前のどちらかの方向に出現する。Shuffling baby はこの限りではない。

12カ月

a) 問　診

　1) ひとり立ちしますか

　2) 両手を引くと歩きますか

　3) 座っている所から手を着いて立ち上がれますか

　4) 櫛・ブラシなどを使っているのを見て，声を出して欲しがり，与えると真似して使いますか

　5) 鏡を見て遊びますか

　6) 積み木を積むと壊しますか

　7) マンマ・パパ・ダダなどの声を出しますか

　8) 名前を呼ぶと振り向きますか

　9) 「マリ，ポイ」「ボール，コロコロ」などが解りますか

b) 診　察

　体重9,000g，身長73cm，頭囲45cm以上を大体の目安とする。問診項目1), 2), 4), 5), 7) が大切。この頃になると，精神運動発達の評価は問診が主となり，これで疑いや異常がみられた時に確認の意味で診察を行うようにする。

図21 つかみ方の発達

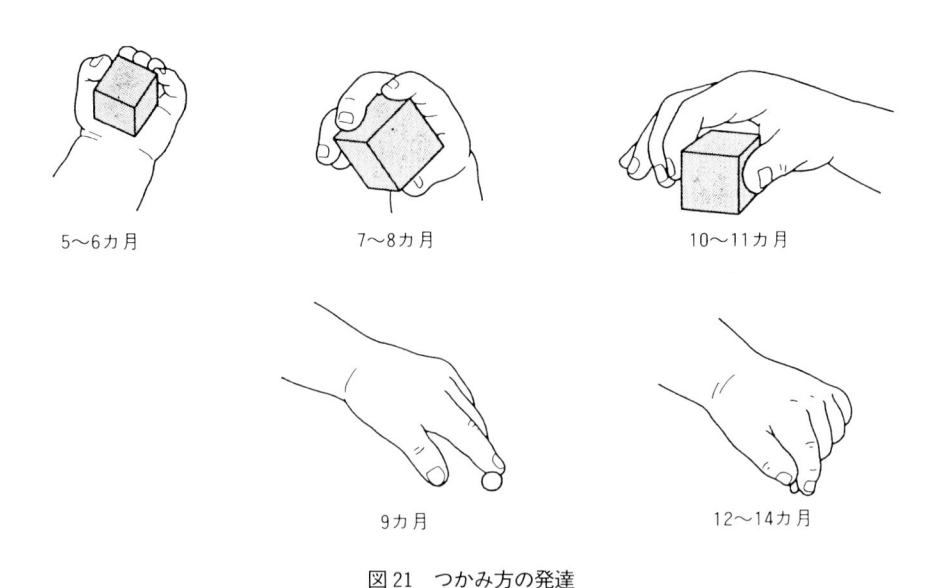

　お誕生の乳児健診は1カ月児と共に非常に受診率が高い月齢であるが，発達チェックの方から言うとなかなか難しい月齢である．早い乳児は歩き始めるが歩けないからといって異常とは言えない．意味のある単語が言えなくても異常とは言えない．しかし大多数の乳児は伝い歩き以上の動作をしている．12カ月は発達のうえからの key age ではないが，発育，育児の上からは1つの区切りであるので，いろいろな知識を基にして発達をチェックしなければならない．
　つかみ方（図21）は積み木は指先持ち，ビー球は拇指持ち，ホッピング反応は2～3方向陽性となる．親の言う事も大分わかるようになる．
　幼児期の精神運動発達評価のスクリーニングは主に問診により行われるので，これから以後は診察ではなく，問診の意義と解説とした．

15カ月

a) 問　診

　1) 数歩，歩きますか

　2) 階段を這って上がりますか

　3) 積み木を1つ積みますか

　4) 小さい物をコップやビンから出したり入れたりして遊びますか

　5) 幼い子供を見ると近づいて着物などに触りますか

　6) 意味のある単語を言いますか

　7) 人形や人に食べさせて喜びますか

b) 意義と解説

　普通の小児では15カ月では歩行し，意味のある単語を1つは言う．積み木も1つは積める．18カ月（1歳6カ月）の75％位の気持ちでチェックすれば良い．これができなくても必ずし

も異常とは言えないが，その疑いは持てる．歩けなくても他が正常なら特に異常とは言えないが，歩いていればまず問題はない．意味のある単語も同様である．積み木は1歳頃は積んであったものを壊して喜んでいるが，この頃になると，積んで見せてあげると，1つ位は積めるようになる．小さい物をコップやビンから出したり入れたりして遊ぶのは，この頃良く見られる動作の1つである．椅子，階段など這って上がりたがる．shuffling baby では15カ月になるとつかまり立ちや下肢を着くようになることが多い．その他，問診は1歳と1歳6カ月の質問を適当に混ぜて行う．

18カ月（1歳6カ月）：発達チェックに重要な月齢
a) 問　診
  1) 転ばないで上手に歩けますか
  2) 手を軽く持つと階段が上がれますか
  3) 積み木を2つか3つ積みますか
  4) 鉛筆を持ってなぐり書きをしますか
  5) 自動車を「ブーブー」と言って押したり，人形などを抱っこしたりして遊びますか
  6) 絵本を見て知っている物を指さしますか
  7) 「パパ」「ママ」などの意味のある単語を言いますか
  8) 相手をしてあげると喜びますか．他の子供に関心を示しますか
  9) 名前を呼ぶと振り向きますか
  10) 良く耳が聞こえますか
  11) 以前に何か異常があると言われた事がありますか

b) 意義と解説

人間が動物と違う点は歩く事，言葉を使用する事である．転ばないで上手に歩き，意味のある単語を言うのが1歳6カ月児である．その他，生活習慣からすると離乳は完了し，排尿，排便のしつけが始められる．絵本を見て「ワンワン」「ニャーニャ」などの知っている動物を指さし，人形や自動車などを与えると，抱っこしたり，「ブーブー」と言って押したりする．積み木も2～3個は積めるし，相手をして遊んであげると非常に喜ぶ．

この時期に十分に検査する事により，以前から疑われていた中等度以上の異常を最確認すると共に，微細脳機能不全症候群・軽度脳性麻痺・軽度精神遅滞・斜視・視力障害・難聴などの異常の芽を発見し，早期に治療に結び付けるように努力する．

また1歳6カ月になると，かなりいろいろなことをしているので，問診を十分に行うことにより，かなりの精度でスクリーニングを行うことができる．したがって1歳6カ月児では日常の行動を問診で十分にとり，まず第1のスクリーニングを行う．本項でもこのために質問項目を増加してある．1歳6カ月になると部屋の中など普通の場所では，滅多に転ばないで歩ける

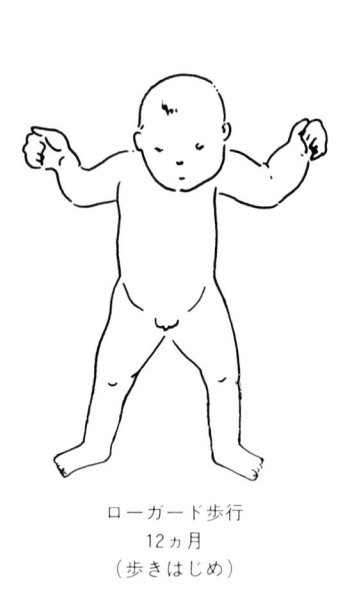

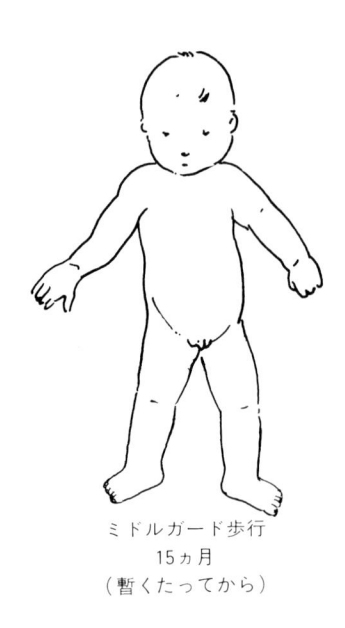

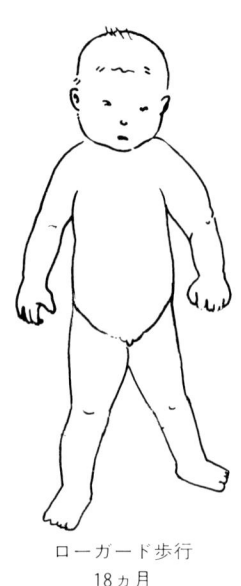

| ローガード歩行 | ミドルガード歩行 | ローガード歩行 |
12ヵ月 | 15ヵ月 | 18ヵ月
(歩きはじめ) | (暫くたってから) | (2〜3ヵ月たってから)

図22　歩行の発達

ようになる（図22）。「転ばないで上手に歩く」の解釈が難しいという質問があったが，この意味は2〜3歩しか歩けないのではなく，広い部屋の中を転ばないで歩ける，の意味である。普通の大人に上手，下手な歩き方はないが，発達途上ではこの意味が解釈頂けると思う。この意味が不明の時は，この代わりに「何m位歩けますか」と尋ね，20〜30m以上歩ければ丸をつけても良い。

2〜3歩しか歩けないもの，ひとり立ちしかしないものは歩行の発達が遅れているといえる。正常では1歳6カ月で90％以上が歩行する。正常でこの月齢で歩行しないのはいわゆるshuffling baby（下肢を着かないでいざる乳児）位である。したがって歩行できないことはこの月齢では明らかな異常と言える。

「階段を昇る」は無理に引っ張りあげるのではなく，手を軽く持ってあげると階段が昇れるかどうかを尋ねる。1歳6カ月児は積み木を2〜3個積むし，鉛筆を持たせるとなぐり書きをする。鉛筆を持たせてもやらないのは発達が遅れていると言えるが，鉛筆を持たせたことのない乳児では他が正常ならできなくても異常とは言えない。

1歳6カ月児は，自動車・人形などを見せると人形を抱っこしたり，自動車なら紐で引っ張ったり，「ブーブー」と言って押してそれらしく遊ぶ。決してただ持っていじっているだけではない。実際にこういうことをしているかどうかを尋ねる。1歳6カ月で言葉が遅れている小児は経過観察をした方が良い。言葉の遅れがいろいろな疾患の最初の手がかりとなることがある。

1歳9カ月

a) 問　診

1) 20分位歩けますか
2) かなり早く歩けますか
3) 手すりを持って階段を昇りますか
4) 他の子供が母の膝に上がると怒って押し退けますか
5) ストローで良く飲めますか
6) 簡単な質問に答えられますか。たとえば「パパ何処に行ってるの」「カイシャ」,「ママは」「アッチ」など
7) おしっこした後,「チーチ」と言って知らせますか
8) 15～20語位意味のある単語を言いますか

b) 意義と解説

1歳9カ月になるとどこへ行くにも近くならほとんど自分で歩くようになる。格好は悪いが,かなり走れる。

手すりを持って1段ずつ足を揃えて階段を昇れる。ストローは1歳6カ月には飲めるが,飲ませない家庭もあるので月齢をずらせ1歳9カ月の質問とした。であるからやらせていれば1歳9カ月では確実に飲めるはずである。

「簡単な質問に答える」は,意味のある単語を言うより,さらに一段と進歩した状態である。日頃使っているような2～3の例で質問すると良い。おしっこした後「チーチー」と言ったり,股に手をやったり,下を覗き込んだりする。このあたりを尋ねる。単語も最低15～20は言っているはずである。

2～5歳の小児を外来で医師が簡単にテストするのは難しい。詳細に行うにはGesellや田中ビネーなどの方法によるのが一番良い。しかし現実問題として,われわれなりに発達の大体が知りたいことがある。たとえば,両親にいろいろと子供について問題を言われ,小児の発達の大体を知り,果たして他の機関へ紹介すべきかどうかの判定を行うなどである。したがってこれからは大体のスクリーニングのためのチェックと考えて頂きたい。しかし,これだけの問診でも発達のおおよその見当をつけられることも確かである。津守稲毛の問診項目でも良い。

2歳

a) 問　診

1) 走れますか
2) 転ばないで大きいボールを蹴れますか
3) 手すりにつかまってひとりで階段を昇り降りしますか

4) ドアの取ってを回しますか。障子・襖を開けますか
　5)「おめめ，どうれ」「おみみ，どうれ」で指さしますか
　6) 昼間のオムツが取れましたか
　7) 風呂に入る時，パンツを脱ごうとしますか
　8) 真似して手を洗おうとしますか
　9) ひとりでご飯が食べられますか
　10) 童謡に節をつけて部分的に歌いますか
　11) 2語文を話しますか（「パパ，カイシャ」「アッチ，イク」など）
b) 意義と解説
　2歳児の粗大運動発達は，走ることと手を引かないでも手すりをつかまって足を揃えて1段ずつ階段を昇ることと，大きなボールを蹴る真似をすることである。微細運動では積み木が6〜7個積める。ドアの取っ手を回したり，障子・襖を開けられることである。精神発達ではオメメ，アンヨなど身体の部位が指させるし，2〜3語文を話し，「パパ何処」と言うと「パパ，カイシャ」などと答える。紙オムツの使用により最近はオムツが取れるのが遅れているようである。風呂に入る時，パンツを脱ごうとしたり，真似して手を洗おうとする。童謡に節をつけて部分的に歌う。

2歳6カ月

a) 問　診
　1) 両足を揃えて跳べますか
　2) 爪先歩きができますか
　3) 手すりにつかまらず，1段ずつ両下肢を揃えて階段を上がりますか
　4) 鋏を使って紙を切りますか
　5) 衣服の着脱をひとりでしたがりますか
　6) おしっこを教え，日中はほとんど漏らしませんか
　7) 名前を聞くと姓と名を言いますか
　8) 赤，青とか色が1つ判りますか
b) 意義と解説
　2歳半では問診項目以外に具体的な物の名前だけでなく，「赤」「青」などの色の名や「上」「下」「大きい」「小さい」「後で」「明日」などの抽象的な語をいくつか理解する。簡単なお話の筋も理解できるようになり，好きな話があってそれを何回でも聞きたがる。この頃は実に良く話す。毎日のように「なあに」「どうして」などの質問を繰り返して周りを閉口させる。2歳の後半になると，テニオハが少し使えるようになり文がつながる。7)，8) はできなくても必ずしも異常とは言えないが，3歳で確認するようにする。

3歳

a) 問　診

　1) 階段を足を交互に出して1段ずつ昇り，降りる時は1段ずつ足を揃えて降りますか
　2) 片足で数秒間立てますか
　3) 三輪車がこげますか
　4) 低い所からなら飛び降りられますか
　5) 日中おしっこがひとりでできますか
　6) 真似して丸が書けますか
　7) ほとんどこぼさないでひとりで食事しますか
　8) 簡単な靴がはけますか
　9) 2～3の歌の文句を知っていますか
　10) 「これなあに」などうるさく尋ねますか
　11) 文章を話しますか（3語文以上）
　12) 信号が判りますか

b) 意義と解説

　3歳になると親との遊びだけでなく，親から離れ友達と遊ぶようになってくる。集団生活も少し可能となってくる。オムツは取れるが，まだおねしょはしている。初歩的な時間の観念が芽生え，「あした～するの」「昨日～したの」などと言ったりする。歌が1曲歌える。「～だから～したの」という短い内容のつながる語も一部可能となる。「お名前は」「いくつ」という質問にも答えられるようになる。

　粗大運動では大人のように足を交互にして階段を昇ることと，片足立ちができることと，三輪車がこげることである。微細運動では真似して丸が書け，小さい物でも摘めるようになることである。

4歳

a) 問　診

　1) 1段ずつ足を交互に出して階段が降りられますか
　2) 片足ケンケンできますか（2～3回以上）
　3) 上手投げでボールが投げられますか
　4) 上着のボタンがはめられますか
　5) 顔を洗ったり，拭いたりしますか
　6) 簡単なおつかいができますか
　7) 四角が書けますか
　8) 外であったことを話しますか

9) 自分でウンチしますか
10) 共同遊び（ゴッコ遊び）をしますか
11) 大体の言葉を話しますか
12) 顔らしきものを書きますか

b) 意義と解説

　粗大運動は大人のように足を交互に出して階段の昇り降りができ，片足ケンケンができ，上手投げでボールが投げられる。微細運動では上着の中～下のボタンがはめられ，四角が書けるようになる。

　言葉では幼稚園や外であったことをいろいろと話すようになる。

5歳

a) 問　診

1) スキップをしますか
2) でんぐり返りをしますか
3) ブランコをたってこげますか
4) 鋏で線の上を切れますか
5) 自分で着物を着ますか（シャツ・パンツなど簡単なもの）
6) 三角を真似して書きますか
7) 主な色が判りますか
8) 顔がかけますか
9) 「なぜ」「どうして」などと言葉の意味やいろいろなことを尋ねますか

b) 意義と解説

　5歳で人間の基本的動作ができるようになるという。粗大運動ではスキップやでんぐり返しができるようになる。大体の会話が出来，ゴッコ遊びができる。眼・鼻・口・耳を描いて人間の顔が描ける。

　数，文字などに対する興味がみられ，サイコロの数字がわかる。数字・文字・曜日・月日などに興味を持ち，簡単な数字，平仮名が読めるようになる。

　反対言葉で「た」のつく言葉などと言ってそれを見つけて喜び，意味のわからない言葉が出てくると「～ってどんなこと」と質問する。「しりとり遊び」「なぞなぞ」などにも参加するようになる。テレビで観たことを話題にして友達同志で話をしたり，経験したことについて話をする。

3. 言語発達の評価

a）正常の言語発達[10,11]

　言語発達は言語理解と表出言語に分けて考える。言語理解はこちらが言っている事をどのくらい理解しているか，表出言語がどんなことを言うか，である。

1カ月
・泣くと弱い喉音が出る

2カ月
・喃語を始める（短母音：ア，エ，ウ）
・話しかけられると発声

3カ月
・喃語をする（クークー，アー，アー）
・声を出して笑う
・泣き声から分化した発声がみられる

4〜6カ月
理解
・「イナイ，イナイ，バアー」「オツム，テンテン」などを喜ぶ
表出
・しきりに声を出して遊んでいる（母音がはっきりと言える）
・キャッ，キャッと声を出す
・意図的に発声して人の注意を引く（交信的発声）
・ブウブウ言ったり，ウーウー唸ったりする
・あやさなくても玩具などに向かい，声を出す

7〜8カ月
表出
・多音節母音（アバ，アバ，アウアウなど）を言う
・反復の喃語活発
・反復の早い場合，指さし（自発的）
・ダ，バ，カのような単音節を言うようになる

9〜10カ月
理解
・ダダまたはそれに似た音を出す
・音を真似る

表11 正常な言語発達の目安

	言語の理解と表現	言語の活動および関連した行動
〜1歳半	○ 喃語（4〜5ヵ月） ○「バイバイ」といわれて手を振ったり、「ちょうだい」といわれて手に持っているものを渡したりいやいやをする（1歳前後）。 ○ 自分から2〜3の単語をしゃべる。しゃべらなくても、「パパは？」「でんきは？」などときかれると、その方をみたり、指さしたりする。	○ 哺乳びんなど食器類をみると、手をのばしてよろこぶ（6ヵ月）。 ○ 人見知りをする（7〜8ヵ月）。 ○ 顔をかくしたり障子のかげにかくれたりしてイナイイナイバーをする（10ヵ月）。 ○ 何事にも興味があり、ことに動物、乗物に対しては自分から「んーん」と指さしてうれしがる（1歳前後）。 ○ そのものを見ただけで、帽子は頭へ、靴は足へもっていく。 ○ TV体操や母のそうじなどをまねる。 ○ ままごとのつもりで、カラの茶わんの中をスプーンでかきまわし母にさし出す。
〜2歳半	○ 具体物の語いがふえ、聞いて正しく絵を指させる。 ○ 2語文を言う。 ◎ 猫→ニャンニャン、靴→バンというなど幼児語・幼児音が多い。 ○ 発音は、1部の音しか獲得されていないので、やや不明瞭である。	○ 絵本を好む。 ○ 大人や友達のことばをまねる。 ○「ナニ？」の質問をする。 ○ 積木を横に並べて汽車のつもりで動かすなど、物を何かにみたてて遊ぶ。
〜4歳	○ 色名、上、中、下、果物、動物などのやや抽象的な語を理解できる。 ○ 多語文を言う。 ○ 形容詞に「の」をつける（たとえばチロイノゴハン　白い御飯）など文法的な誤りがみられる。	○ おはなしを好む。 ○ 人の絵を描かせると、顔、目、手、足などのある人間を一応かく。 ○ ままごとで父、母、赤ちゃんなどの役をとり、そのつもりになって行動する。
〜就学期前	○ 10までの数がわかる。 ○ 文章を構成する（たとえば「そして」の使用）。 ○ 幼児語、幼児音はへる（猫→ネコ）。 ◎ 使役形を誤まる（たとえば「ヌゲサシテ　脱がして」）など、文法的な誤りがみられる。 ○ サ・ザ行音など多くの音がほぼ完成する。	○ 大人のむずかしいことばをまねたり、「それなんのこと？」などと、その意味をたずねる。 ○「しりとり遊び」ができる。 ○ 文字に関心をもつ。

◎　発達途上の特徴であり、ある言語発達段階では許容すべきもの

（小寺富子：精神発達遅滞による言語障害．小児内科 20：1562-1568, 1988 より）

・反復喃語減少

・指さし（応答的）

・有意味語初出

表出

・ダダ，ママなど言う

・御飯を見て「マンマ」と言う

12〜16カ月

理解

- 命令，要求の理解
  「○○持ってきて」「お座り」「こっちへおいで」（手招きと共に）
- 日常生活，絵本で，「○○どれ？」に対し簡単な物を指す
- 母親の歌を喜んで聞く

表出

- 「ママ」「ダダ」「マンマ」「パパ」など言う（必ずしも意味しない）
- 早い子は意味のある単語を言う
- 指さし行動が徐々に減少（11〜12カ月ピーク）
- 意味のある単語を言い始める
- 有意味語の増加
- 「イヤイヤ」「イタイ！」など，顔をしかめたり，仕草を伴う感情表出

18〜24カ月

理解

- すべて先行経験の言語的意味付けである
- 上，中，下位置関係の1つは理解できる
  例：机の下の本をちょうだい

表出

- 意味のある単語（パパ，ママ，ワンワン，ニャーニャなど）を最低1つは言う。普通は4〜5語以上言う
- 「イヤ」と拒否する
- 2語文の出現
  例：ママ，アッチ
- 「ホン，ヨンデ」と要求
- ある歌の一部分を歌える
- 言葉が2つ以上つながる（2〜3語文）
- わたし，あなたと言う

36カ月前後

理解

- 時間（アシタ，アトデ）などがわかる
- 上中下前後の位置関係の言葉のうち，2つわかる
- 男女の区別がわかる

表出
- 名前を聞くと姓と名を言う
- 色の名1つ
- 自分の姓を言う
- 代名詞，複数を使う
- 文章が言える
- 簡単な質問に答える
- 「コレ，ナアニ？」とよく質問する
- 「コレ，○○！」を言う
- 日常生活で「コレガイイ」の選択をする
- 複文（副詞節）「……ダカラ，……スル」が出始める

48カ月前後

理解
- 「二つ」が解る
- 時間（過去・現在・未来）キノウ，アシタ，イマなどがわかる
- 上中下前後のうち，4つわかる

表出
- 接続詞を使う
- 前置詞がわかる
- 「ドウシテ」と尋ねる
- 自分の姓名を言う
- 人称代名詞「ボク，ワタシ」の使用
- 複文（等位接続）「……シテ，ソレカラ……」

60カ月前後

理解
- 簡単な指示なら同時に3つを実行できる
- 数字，平仮名の拾い読み
- 可哀そうな話を聞くと涙ぐむ

表出
- 赤ちゃん言葉を使わず話す
- 「なぜ」と尋ねる
- 電話の応答をする
- 経験したことを話せるようになる
- 簡単な物語を自分の言葉で話す

表12 言葉の遅れの原因

1) 発達の遅れ	5) 乳児自閉症
(1)生理的範囲の遅れ	6) 情緒障害
(2)発達性言語障害	7) ヒスチジン血症
2) 精神発達遅滞	8) 選択的無言症
3) 聴力障害	9) 原因不明
4) 脳障害	

(Bakwin, H.: Delayed Speech: Developmental Mutism. *pediatric clinics of North America*. 15：629, 1968)

表13 言葉の遅れの原因と鑑別

	運動発達（お坐り立ち歩行など）	神経学的異常	音に対する反応	周囲に対する関心，興味，反応	遊びの内容（動作行為）	ジェスチュアに対する反応	喃語
精神遅滞による言葉の遅れ	遅延することが多い	乳児期に筋緊張が低下していることが多い	鈍い	鈍い	未熟単純	鈍い	正常または減少
聴力障害による言葉の遅れ	正常	普通なし	なし	非常に高い	正常	非常に高い	初期は正常徐々に減少
脳障害（脳性麻痺）による言葉の遅れ	遅延	痙直，硬直アテトーゼ腱反射亢進など	驚愕反射あり	正常〜鈍い	未熟	正常〜鈍い	正常または減少
情緒障害，自閉症などによる言葉の遅れ	正常	通常，認められない	示さない	示さない	正常しかし同一動作を繰り返す	無視する	正常
環境因子による言葉の遅れ	正常	なし	あり	あり	正常	あり	正常

b) 言語発達の遅れの原因と鑑別[12,13] （表12，13）

　言葉の遅れの原因として難聴，精神遅滞，脳性麻痺，自閉症，発達性言語障害，養育環境があげられる。乳幼児難聴発達（難聴）のスクリーニングの問診項目として文献9のものがある。難聴が疑われた場合にこれらの質問をしてイエスならまず難聴は心配ない。ただし精神遅滞の場合もこれと同様な症状を示すので，難聴をスクリーニングする前に精神発達（前章参照）をチェックしておかなければならない。言葉の発達の遅れで最も多い原因は，精神遅滞によるものである。この場合は言葉の発達ばかりでなく，発達全体が遅れる。精神遅滞の時は，周囲に対する関心も鈍く，言語理解も悪い。脳性麻痺の場合の言語遅滞は，脳障害のための言葉の遅

れである。言語発達に関係している中枢または回路が脳の発育途上で障害され，このために言語の発達が遅れる。それの代表的な疾患が脳性麻痺である。脳性麻痺の場合は，言葉の遅ればかりでなく，構音障害もしばしばみられる。自閉症や情緒障害でも言葉は遅れる。これは周囲に対する関心，興味が欠如しているからである。行動異常，ことに運動過多（注意欠陥障害）の場合は，一つ一つ，ゆっくりと学習ができないので言葉が遅れる。

　発達性言語障害は表出型と理解型に分けられる。表出型は他の発達は正常で，言語だけが遅い場合に疑われる。この場合，さきほどの年齢相当の言語理解の質問が本当に言葉を理解しているか，の診断に有用である。理解型の場合は，診断が非常に困難である。一見，精神遅滞と似ているが，精神遅滞にしては丸を描くとか，御飯を食べるとか，オムツが取れるとかは正常で，言葉の理解のみが障害されている。発達性言語障害は5〜6歳になると言葉は大体出てくるのが普通であるが，言語の専門家による診断と治療が必要である。養育環境による言葉の遅れは家庭環境の話をいろいろ聞くと，容易に診断される。原因による鑑別を表13にまとめた。

　1歳半から3歳にかけて最も多いのは生理的範囲の言葉の遅れである。他の発達が正常で理解力も年齢相当にあれば2歳で意味のある単語，3歳で2語文を話せば個人差と考えてよい。この条件でさらに遅れているときは発達性言語障害を考える。

　最近は新生児聴覚スクリーニングにより新生児期より難聴の疑いで紹介されてくる症例があるが，このような症例に遭遇した時は6カ月前までに診断を確定する事と語り掛ける，物を見せる，抱くなどの5感の刺激をできるだけ多く与えるよう指導する。

附

1．神経系の発達

　成人の脳重量は1,200〜1,400gと言われている。新生児の脳重量は330gで体重の約10％にあたる。6カ月で出生時の脳の約2倍，1歳で850〜900g，3歳で約1,000g，7〜8歳で成人の重さの90％に達する。後はゆっくりと成長し，男では20歳，女は18〜19歳で完成する。

　成人の大脳の脳細胞は約140億個であり，新生児の大脳の脳細胞も約140億個である。成人と同じように機能しないのは，新生児ではまだ神経が未発達のためである。

　まず脳の形態的発達についてみてみると，新生児では各葉の区別は明瞭であるが，前頭葉，側頭葉の発達は悪い。主な脳回は存在する。皮質は蒼白でゼラチン様で，皮質，灰白質の区別が不明瞭である。生後3カ月で前頭葉，側頭葉は前後に発育してくる。小脳はまだ小さい。皮質と白質の区別は不明瞭である。生後6カ月で前頭葉，側頭葉はかなり発達し，外観は成熟脳

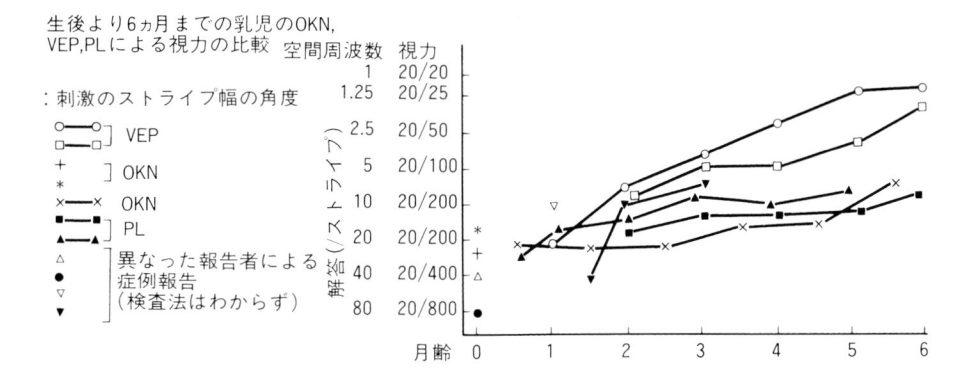

図23 乳児の視力の発達
(Teller, D.Y., et al.: Visual acuity for vertical diagonal grating in human infants. *Vision Res.*, 14 : 1433, 1974)

に似てき，皮質と白質の区別も明瞭となる。重量は新生児脳の2倍となり，脳回もかなり発達してくる。生後9カ月になると側頭葉は成人並となるが，前頭葉はやや短い。灰白質と白質の区別は明瞭となる。生後12カ月で脳の外観はほぼ大人に近づく。2歳になると各葉は完全に発達し，外観は成人脳と同一となり，硬さも増す。脳回は多数となるが，まだ完成はされていない。

次に神経系の成熟に関しては神経線維の髄鞘化と神経回路網の発達が重要である。神経には鞘のかぶった有髄線維と，鞘のない無髄線維があるが，成人の大脳半球のほとんどの神経線維は有髄線維からできている。新生児では脊髄の髄鞘化はかなり進んでいるが，脳幹の髄鞘化は部分的である。大脳では白質内の神経線維はほとんど髄鞘化されていない。生後1,2カ月で脊髄，脳幹はほぼ髄鞘化されるが，大脳半球の前頭葉，側頭葉では髄鞘化の進んだ部分とそうでない部分がある。髄鞘化は下位中枢より高位中枢へと進んでいく。髄鞘化は機能面の発達と密接な関係があり，早く機能が始まる系統の髄鞘化が早い傾向がある。

神経回路網の発達としては，神経細胞の軸索突起や樹状突起の伸展や分岐，および無数のシナプスの形成がある。脊髄，橋，延髄の神経細胞の突起は，胎生期でも相当発達しているが，大脳皮質の神経細胞の突起は，生後数年間にわたり発達する。特に最初の1年間の発達が著しい。側頭葉，前頭葉の神経発達は20歳頃まで行われている。

2. 感覚の発達[14〜16]

a) 視 覚

乳児の視覚の発達は検査法により異なるが，図23に示す如くである。新生児は赤い毛糸の房，ペンライト，人の顔などいろいろなものを見るが，実際に新生児の視覚テストをしてみる

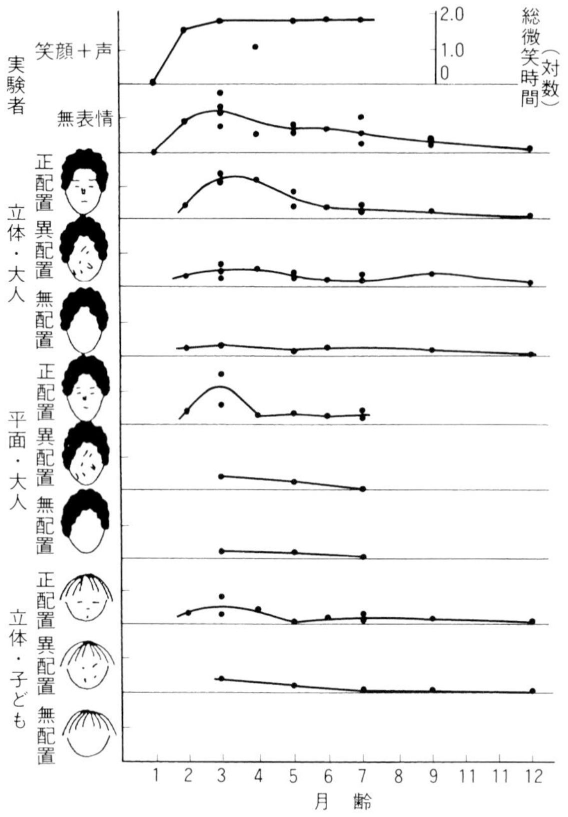

図24 さまざまな顔刺激に対する乳児の微笑の発達的変化
（高橋道子：ペリネイタルケア 4：1516-1521，1985より）

と，新生児は母親などの特定の人に反応するのではなく，見せる距離や新生児の状態さえよければ赤い毛糸の房や人の顔，特定のパターンに好んで反応を示すことがわかる。また新生児は初めて見るものでもよく反応する。以上の事実は新生児が視覚で知覚したものを凝視し，追視しているだけで，特定のものを認知して見つめているわけでも，見ているものを認知しているわけでもない。新生児の視覚中枢には，新生児がこれから見るであろうすべての鋳型が備わっており，示された物がその鋳型に当てはまるものであれば反応する。新生児が初めて見る人間の顔に反応するのはこのためである。新生児の視覚能力は皮質下レベルの反射的要素が大であり，原始的反応と呼ぶべきものである。

さて乳児に2カ月頃からみられる追視や反応性笑いはどうであろうか。これに関しては高橋の興味ある研究がある。この研究ではどんなものが乳児に微笑をもたらすかを月齢を追って調査した。生後1カ月半頃になると乳児は見える物に対して微笑するようになる。最初のうちは揺れ動いたり，コントラストがはっきりしているさまざまな図形に対しても微笑するが，すぐに人の顔に対し微笑するようになる。生後3カ月では人の顔が最も乳児に微笑を引き起こす。

人の顔のどの部分が乳児に微笑を引き起こすかをまとめたものが図24である。これはさまざまな顔刺激に対する乳児の微笑を調べたものである。これによると乳児は顔の単なる複雑さに反応するのではなく，目，鼻，口の正常な並び具合に反応して微笑する。3カ月では模型が立体的であれ，紙に描いた平面的なものであれ，大人の顔の正常なパターンでさえあれば本物の顔に対するのと同じように微笑する。目，鼻，口がでたらめに並んだパターンでは微笑は全く生じないか，少し生じる程度である。3カ月児では目だけの顔に対しても正常に配置した顔模型でもよく微笑する。このことは3カ月の乳児は誰の顔を見ても嬉しそうに微笑する事実からもわかる。

　生後6カ月ころになると乳児の微笑は人に対して選択的に生じるようになる。日常見慣れている親しい人に対してはとっても嬉しそうに微笑するのに対し，初めて会った人には微笑せず，緊張した表情でじっと見つめる。

　7～9カ月には見慣れない人に対して人見知りが見られ，変な顔をしたり，顔をそむけたり，泣き出したりする。このように乳児は最初に顔のパターンを認識し，8カ月頃になって初めて親の顔を特に認識するようになる。このことは8カ月頃になると親の顔を見ると抱っこしてもらいたくて身体を乗り出してくることや，親が抱いていると他の人がいらっしゃいをしても行かないことなどでよく頷ける。親でなくても養育者にはこのような反応を示す。

b) 聴　覚

　新生児はガラガラ，鈴，人の声などに反応することはよく知られている。また泣いている新生児にアーという声をかけ続けると静かになってしまう。母親に生後より同じ呼び名で新生児を呼ばせ生後5～6日の退院時にテストすると60％以上の新生児は母親の呼び声に反応する。しかも左右差がある時は呼んでいる側と一致していることが多い。

　Eisenbergの研究によると新生児は500～900 Hzの低音の話し声を聞かせると，動きを止め，心拍数が減少する。これに対し高振幅の高い音を聞かせるとMoro反射様の驚愕反応が起こり，顔を音から反対方向に向け心拍数は増加する。このように高振幅の音は睡眠中や泣いている時でも反応しやすいが，驚愕反応などの不安な状態をもたらす。これに対し低音を持続して聞かせると，眼を見開き心拍数は減少する。新生児は音を認める能力は成人とほぼ同じくらいよいが，一つ一つの音を区別する能力はほとんど発達していない。せいぜい200 Hzと1,000 Hzの音の違いでこれは霧笛とクラリネットの音の違いを聞き分けられる程度である。Moro反射が消失する3～4カ月頃より音に対する反応が段々と著明となり音のする方向に振り向くようになる。生後6カ月頃がこの反応のピークでこの頃はどんな音でも敏感に反応する。乳児の聴力テストとしては，聴性脳幹反応（ABR）と新生児期は驚愕反応，Crib-O-gram，3～4カ月以後は探索反応，2歳過ぎは遊戯聴力検査（Play audiometer）などがある。残念ながら乳児の聴力の発達の正確な資料は現在のところ見当たらない。今まで記載した新生児が示す聴覚反応は視覚反応と同様，認知して行っているのではなく，聴覚神経細胞にもいくつかの鋳型

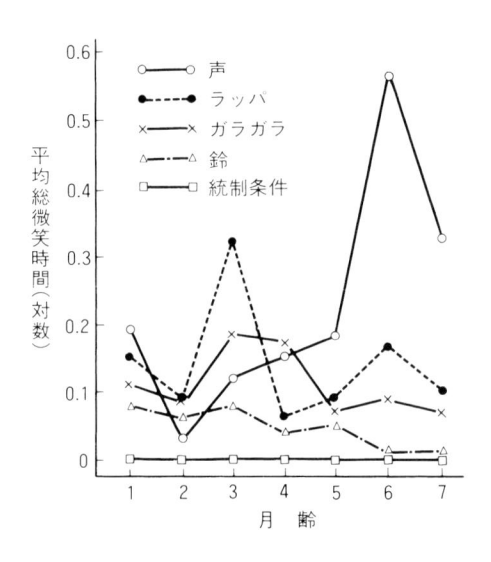

図 25 音刺激に対する乳児の微笑反応
（高橋道子：ペリネイタルケア 4：1516-1521，1985 より）

があり，それが反応しているとも解釈されるが，視覚ほど解明されていない。ただ人の声を聞くと新生児が静かになったり，高い強い音には驚愕反応を示すなど自然の仕組みとは言え，本当に母子相互作用がスムーズにいくための能力を新生児が如何に持っているかはただ驚くばかりである。

　次の発達段階で2カ月頃，大人の短い話しかけに身体を動かしたり，声を出したり，3～4カ月頃では呼ぶと振り向いたり，微笑えんだりするのは何を認識して反応しているのであろうか。このことについてはさきほどの高橋の結果を述べさせて貰おう。これは乳児が機嫌良く，目覚めている時に鈴（低音）とガラガラ（高音のオルゴール状の音），ラッパ（高音），人の声（女性が乳児の名前を呼ぶ）の四つの音刺激を1～7カ月の乳児に行いその反応（図25）を見たものである。その結果，月齢が低い時期では声を含めて高音調で一般に微笑を示したが，4～5カ月を過ぎると人の声で選択的に微笑するようになる。そしてさきほどの視覚と同様6カ月頃よりは人の声でも養育者の声に選択的に反応するようになる。このように最初乳児は特定の音に反応し，次に人の声を確認し，次いで特定の人の声を認識するようになる。そしてこの時期は6カ月以後である。

c）味　覚

　新生児が甘味，塩味，酸味，苦味などに特異的に反応することはよく知られている。
　われわれの研究[17]によると新生児は哺乳中に特定の溶液を与えてその反応をみると，酒石酸，食塩溶液では成人の2倍の感度で反応する。しかもこの反応が高度の脳障害児にも認めら

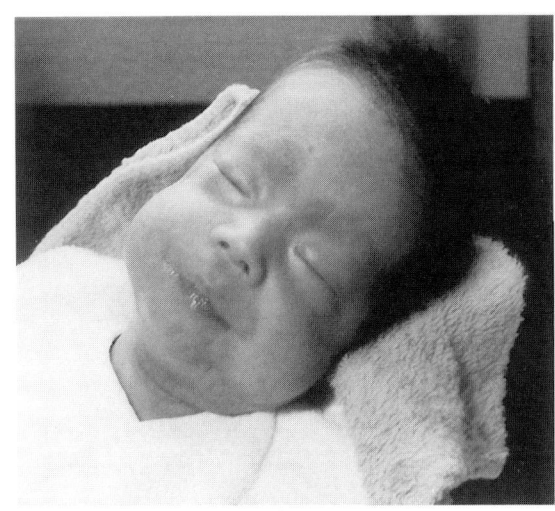

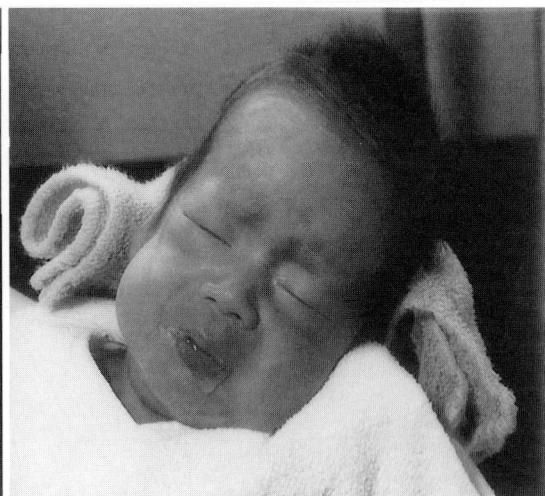

| 10％ブドウ糖液 | 0.2％酒石酸溶液 |

図26　新生児の味覚反応

れることや，この反応が正常児，高度脳障害児共に成長と共に減弱することが判明した。そして新生児にみられる味覚反応は3～5カ月頃に減弱する事を認めた。

　今までのべたわれわれの結果よりすると新生児にみられる味覚反応はイヌ，ネコの赤ちゃんが食べられるものと，そうでないものを区別するような生来的な反応と言わざるを得ない。もちろん新生児はこれらの味をわれわれのように認知しているわけではない。そして原始反射と同様，これらの反応は月齢と共に減弱し，それに代わって離乳食を食べることにより段々と認知による味覚の認識がついてくる。このことはわれわれが行った離乳準備期～離乳期の乳児に果汁，リンゴペースト，野菜粥などを味，色，匂いなどを変えて与えた研究結果とも一致している。離乳準備期から離乳初期にかけて味覚の幅が非常にひろがっている。区別なくなんでも受け入れてしまう。離乳準備期を含めて離乳食を開始する3～5カ月頃は味覚に関しては白紙の状態でその後乳幼児はいろいろな味を経験することにより味覚の認識が段々進み，各個人の味覚の好みが形成されると考えられる。

d) 嗅　覚

　Enganらによると新生児は醋酸，アニス，アギ，アルコールなどの匂いに敏感に反応するという。しかしこれを反復して与えると反応は徐々に弱まり反応の慣れ（habituation）がみられる。またMacFarlaneらによると，生後5～6日の新生児は母親の乳パットの匂いに敏感に反応するという。すなわち生後5～6日の新生児を寝かせて母親の乳パットと使用していないパットを左右に置くと新生児は母親のパットの方を向く。次に母親のパットと授乳中の他の母親のパットを置いても新生児は特異的に母親の方を向いたという。ただしこの反応は生後2～3日以内にはみられない。このように新生児は匂いを知覚し反応する事と，匂いに対する条件付けあるいは記憶があることがわかる。

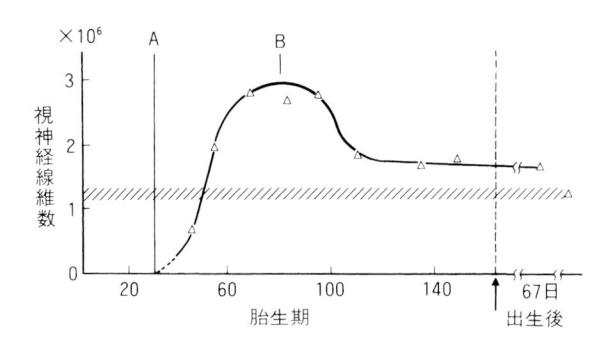

図27 サルの視神経線維の数とその発達による変化
A：視神経が出現してくる時期，B：数が最大になる時期
(Rakic, P., Riley, K. P.: over production and elimination of retinal axons in the fetal rhesus monkey. *science* 219：1441-1444, 1983)

3．発達のメカニズム[18]

a）神経発達と学習による行動発達

(1)脳の発達課程でみられる細胞の自然死とシナプスの過剰発生

　エコノモ，エスキナスの研究によると脳には140億の細胞があり，この数はわれわれ成人も新生児も同じである。成長と共にみられる神経線維の髄鞘化と各部位への連絡が神経発達と解釈されていた。そして小児は神経発達と共に外来の刺激によりいろいろなことを学習し，機能を獲得していくとされている。ある行動を行い機能を獲得すると神経回路に疎通減少が起こりネットワークが形成される。一度死滅した神経細胞は再生されないと信じられていた。

　最近の研究によるとエコノモ，エスキナスが数えた細胞は神経細胞とグリア細胞を一緒にしたもので，本当の神経細胞の数は約4億程度であるとも言われている。

　Rogersらはニワトリの三叉神経中脳核の神経細胞は数が少なく正確に数えることが出来ることを利用し，発達脳で大量の神経細胞死が起こる事を初めて示した。受精後6～8日目で細胞数は4,000～5,000に達するが，13日目を過ぎると約1,000に減ってしまい，その後孵化18日目のヒヨコになってもほとんど変わらない。受精後11～13日にかけて約75％の細胞が消失したことになる。Rakicも最近サルの網膜節細胞の神経線維数を数えて同様の報告をしている。神経線維の数は成熟サルでは約120万本とヒトに近い数である。網膜節細胞の軸策は原則として各細胞に1本であるから視神経線維の数は網膜節細胞の数を表すことにもなる。サルでは胎生54日目から成熟値よりかえって多くなり，69～95日目には約260万本と成熟値の2倍以上にも達した（図27）。この過剰な神経線維は胎生110日目までに急減し約180万本となる。

　奈良はヒト胎児の顔面神経核と舌下神経核の神経細胞の数を在胎週別に数え，核によって異

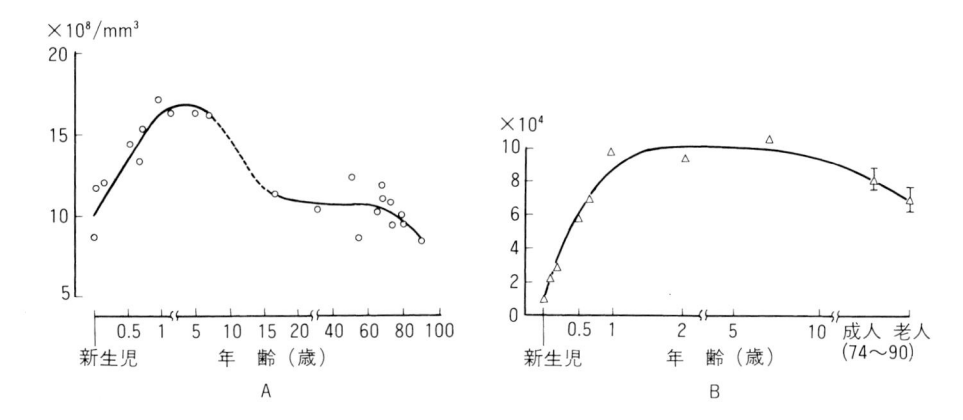

図28 中前頭回におけるシナプス密度（A）およびニューロン1個当たりのシナプス数（B）の生後変化
Bの成人および老齢者における縦棒は標準偏差を示す
(Huttenlocker, P. R. : synaptic density in human frontal cortex. *Brain Res* 163 : 195-205, 1979 より)

なるが，神経細胞の自然死を認めている。Huntenlockerはヒトの前頭前野の一部である中前頭回の細胞密度とシナプス密度の生後発達を調査した。その結果は図28に示すようである。Aは第3層の錐体細胞についてはシナプス密度をプロットしたものである。シナプス数は1～5，6歳頃がピークで，8歳頃より徐々に減少し，15～20歳頃成人のレベルとなっている。シナプス密度は脳の容積の変化に伴って変わるので，その因子を除外するため前頭前野の神経細胞1個当たりのシナプス数を計算したのがBである。この結果も同様で，1～8歳頃がピークでその後徐々に減少している。シナプス密度のピークと減少は脳の部位によっても異なる。第1次視覚野では生後8カ月がピークで1歳半頃より密度減少が起こっている。

(2)小児の行動発達と過剰シナプスの意味と脳の可塑性（plasticity），臨界期

ヒトの幼児期から学童期にかけて成人より多数のシナプスが存在することと，神経線維の異所性投射が存在することは，小児がこれらの時期に外来よりの刺激や好奇心によりいろいろなことを学習し，機能を獲得するのに非常に好都合のように考えられる。一つのことを学習するとそれについての鋳型が利用され，一つのネットワークが形成される。いろいろな行動によりさらに高位中枢，連合野とネットワークを形成し，さらに高等な機能が獲得されていく。視神経の動物による研究結果であるが，下位中枢の鋳型がまず利用され，さらに高位中枢，連合野とのネットワークが形成される。このように小児は神経発達のレベルにあった適当な刺激を受けて学習し，発達していくのであるが，シナプスの過剰産生の時期に体験した事柄により大脳の神経回路が大きく変えられることも明らかになっている。このような神経回路の柔らかい性質を可塑性（plasticity）という。小児が成人と比較して脳障害があっても適当な療育を受ければ速やかに回復する能力があるのはこのためである。反対に，過剰のシナプスは使用されな

いと消滅してしまう。子猫を生後暫くの間閉眼で飼育すると、視力が消失してしまう。このように学習において、それをやらなければ学習出来ない時期を臨界期という。臨界期は語学、スポーツ、音楽など種類により異なる。また人間は動物ほど明確ではない。

(3) 学習と行動発達

人間の基本的行動は5歳までに獲得されるといわれているが、シナプスの過剰産生、臨界期などよりすると、1歳から小学校低学年位までは人間の基本的動作のなるべく多くを学習した方が良い。あり余るシナプスを活用し、ネットワークを作り、基本的パターンを身につけることである。神経発達と学習の関係は、ビル建築にたとえられる。1階1階基礎工事をきちんと行い、それを積み重ねていく。

さて、乳児水泳、早期教育などの意味を考えてみると、次のようなことがいえる。小児の行動発達は神経発達に合った適当な刺激を受け、学習して獲得されるものである。生後間もなくの新生児に言葉や歩くことを教えても意味がない。ただ、その時期に合った学習を十分行うと良い基礎工事やビルの階が出来、それを積み重ねていけば、立派なビルが建つことは確かである。であるから乳児や幼児に漢字のパターンを見せたり、音楽を聴かせたりしてシナプスを形成しておけば、それが役立つ年齢になれば速やかに機能の獲得がスムースになるわけである。

側頭葉や前頭葉の髄鞘化は20歳過ぎ頃まで行われるという。最初は好奇心や遊びによりいろいろな行動を獲得し、次に自主性により、さらに勤勉性、訓練により高等な行動を獲得していくのである。

小児の行動発達に影響を及ぼす因子として、遺伝的要因、環境、栄養、疾病などがあげられるが、このうち、現在の我が国においては環境要因が小児の行動発達に最も重要な役割を演じている。

b) 母子相互作用[19]と愛着[20]（アタッチメント）と母性の発達

女性だから良い母親になれるとは限らない。子供だから親に愛着を持つかというと必ずしもそうではない。子育てを行っているうちに母性が育ち、愛着が生じるのである。生まれたばかりの新生児が親の顔を見つめ、親が語りかけると口を開いたり、抱くと親の胸の方に寄りかかる、などの新生児の持っている能力は親の母性を育てるのに非常に好都合の行動である。母親がミルクを与えながら赤ちゃんを見つめると赤ちゃんも見つめる。声を出すと赤ちゃんも声を出す。このようにお互いのやり取りにより母性が育ち、子供に愛着が生じるのである。この関係を母子相互作用という。新生児行動は母性を育てるには重要な行動であるが、新生児にとっては生来の鋳型を活用することで意味があるが、母親からの刺激でなくても良い。視覚、聴覚、触覚刺激が第3者により十分与えられることが重要である。乳児が5～6カ月頃になり養育者が区別できる頃になると母親の存在は重要である。これから以後乳幼児は十分な母子相互作用を受け、後追い行動などアタッチメントが育っていくのである。

育児を行う場合、歩く、意味のある単語を言う、などの精神運動発達を親は気にするが、社

会心理的発達や情緒の発達がより重要である．育児相談を行う場合，現在の成長，発達ばかりでなく，これから子供がどのような発達をし，どんなことの配慮が必要であるかをも話した方がよい．母親は育児に熱中しているあまり，問題が生じないとそのことに気付かず，気付いた時は遅すぎることが多々あるからである．子供は絶えず発達をしているので，母親がその問題にやっと対処出来るようになった時は次の問題が既に生じているからである．

VII. 小児科的診察法

　育児相談における小児科的診察は，成長，発達に影響を与える疾病の有無を診るために行う。乳児では裸にして診察を行うことが望ましい。身体計測で体格，栄養，観察で顔つき，皮膚の色，精神状態，発達などを診て，疑わしい時には診察で確認する。

皮膚：色，特に黄疸と貧血，湿り気，発疹，色素沈着，チアノーゼ，血管の怒張，出血，しわ，毛，緊張度，腫瘍など

頭および頸：頭の形，大きさ（頭囲），大泉門の広さ，膨隆あるいは陥没，縫合線の開き方，頭髪の密度，色および硬さ，頭蓋癆など

　　頸のリンパ節，腫瘤ないし腫瘍，湿疹，甲状腺，斜頸，翼状頸，項部強直，浮腫など

顔貌：変わった顔つき（Down症，Noonan症候群など），元気でいきいきしている，うつろな目つき，苦悶状，無欲状

眼：眼裂の異常，両眼窩間距離，内眼角贅皮 epicanthus，眼瞼下垂，斜視，眼振，視力障害，結膜・角膜・虹彩・眼底の異常，白内障，緑内障，流涙，眼脂，瞳孔の対光反射など
　　ペンライトで眼球運動，追視をみる

鼻：形，鼻根部の形など
　　鼻汁，鼻出血

耳：耳介の位置と変形，耳漏，鼓膜の発赤・穿孔，外耳道の異常など
　　聴力は音や声をかけてみる

口腔および咽頭：

a) 唇および粘膜

　裂唇，口蓋裂（狼咽），粘膜疹，チアノーゼ，黄疸，貧血，はしかの時のコプリック斑，発赤，糜爛，潰瘍，ヘルペス性の水疱，鵞口瘡など

b) 舌

　舌苔（白苔，黒舌症），発赤，乾燥，潰瘍，苺舌，地図舌，舌の肥大と動きなど

c) 歯および歯肉

　生歯異常，虫歯，ハッチンソン歯，歯肉炎，潰瘍，膿瘍など

d) 咽頭

　扁桃およびアデノイドの発赤・肥大，偽膜，膿栓，粘膜の腫脹・潰瘍・膿瘍，口蓋垂の変化など

胸部：形（鳩胸，偏平胸，漏斗胸，Harison 溝），対称性，呼吸状態，心音および呼吸音の聴診，乳房など

腹部：膨隆，陥没，緊張度，圧痛，蠕動音，腹壁静脈，臍ヘルニア，肝脾の大きさ，腫瘤，腹直筋欠損，腹水の有無など

肛門および生殖器：外性器の形態，ヘルニア，停留睾丸，陰嚢水腫，陰核の肥大，湿疹，皮膚炎など

脊椎と四肢：側弯，股関節開排制限，O 脚，X 脚，背部の脊椎破裂，先天性皮膚盲管（congenital dermal sinus），多毛，くぼみなど

VIII. 親子関係，養育環境の評価

育児は原則として家庭で行われる。家庭における家族の最低構成単位は夫婦と子供である。子供は未熟な状態であり，養育環境の影響を受けるばかりでなく，母，子，夫婦の組み合わせにより発育が影響される。子供が育つ上でのこれらの因子をどのように評価したら良いかについて記載する。

1. 気　質

a) 気質とは

おとなしい赤ちゃんや泣いてばかりいる赤ちゃん，新しいことになかなか馴染まない赤ちゃんなどがいる。これらの乳幼児にみられる行動特徴を気質という。乳幼児の気質の最初の研究を行ったのはアメリカ児童精神科医 Alexander Thomas と Stella Chess 夫婦である。

b) 気質的特徴のカテゴリー

Thomas らは乳児の親の面接記録の内容を分析し，客観的に評価し得る気質的特徴として表14に示す9つの行動カテゴリーを設定した。

c) 気質のタイプ

Thomas らは，気質的特徴の9つのカテゴリーのうち，周期性，接近性，順応性，気分の質，反応強度の5カテゴリーの現れ方から，子供の気質を次の3つのタイプに分類している。

(1) 手のかからない子供（easy child）

機嫌は良く，反応の表し方はおだやかで，生理的機能の周期は規則的で，初めての事態にも積極的に反応し，環境の変化にも慣れ易いという特徴を持つ。約40％の子供がこのタイプに属するという。

(2) 手のかかる子供（difficult child）

「手のかからない子供」の逆で，生理的機能の周期は不規則で，反応を強く表し，初めての事態では消極的で尻込みしやすく，環境の変化には慣れ難く，機嫌も悪い事が多い。約10％の子供がこのタイプである。このタイプの子供には，その世話やしつけをしていく上で，親により忍耐と一貫性が要求されると考えられる。

表 14 気質的特徴のカテゴリー

カテゴリー	意　味	判　定
活 動 水 準	子どもの行動における運動の量や速さ。 運動画での活発さの程度。	活動的 ↑ ↓ 活動的でない
周 期 性	食事・排泄・睡眠―覚醒などの生理的機能の周期の規則性の程度。	規則的 ↑ ↓ 不規則
接 近 性	初めての事態（刺激）に対する反応の性質。 初めての人，場所，玩具，食べものなどに積極的に近づいていったり，さわったり，食べたりするか，しりごみをしたり，いやがったりするか。	接　近（積極的） ↑ ↓ 回　避（消極的）
順 応 性	環境が変化したときの慣れやすさ。	順応的（慣れやすい） ↑ ↓ 順応的でない（慣れにくい）
反 応 の 強 さ	反応を強く，はっきりと表わすか，おだやかに表わすか。	強　い ↑ ↓ おだやか
気 分 の 質	うれしそうな，楽しそうな，友好的な行動と，泣いたり，ぐずったり，つまらなそうな行動との割合。	機嫌よい ↑ ↓ 機嫌悪い
敏 感 性	感受性の程度。	敏　感（過敏） ↑ ↓ 敏感でない
気の散りやすさ	していることを妨げる環境刺激の効果。外的な刺激によって，していることを妨害されやすいかどうか。	気が散りやすい ↑ ↓ 気が散りにくい
注意の範囲と持続性	この二つのカテゴリーは関連している。 注意の範囲は，ある特定の活動にたずさわる時間の長さ。 持続性は，妨害がはいったあと，それまでしていた活動に戻れるか，別の活動に移ってしまうかということ。	注意の範囲長い 　（あるいは持続的） ↑ ↓ 注意の範囲短い 　（あるいは持続的でない）

（庄司順一　文献 21 より）

(3) 時間のかかる子供 (slow-to-warm up child)

　初めての事態では消極的で尻込みしがちであり，環境の変化にも慣れ難いが，反応の表し方は穏やかで，活動水準も低い。約 15％の子供がこのタイプである。このタイプの子供には，自分のペースで環境に順応していけるように配慮してあげることが必要と考えられる。新しい状況への順応を急がせ，無理強いすることは，消極的で尻込みしがちな傾向を一層強めてしまうことになる。徐々に新しい経験をするように励ましていくことも必要である。

　Thomas らによると，残りの約 35％は，これらのタイプには分類できなかった。

d) 気質の評価

乳幼児の気質を評価する方法として①親との面接，②質問紙，③行動観察がある。親との面接と行動観察は非常に時間がかかり，質問紙による気質の調査が最も良く行われている。

アメリカの小児科医 Carey, W. B は Thomas らが行った気質のニューヨーク縦断的研究 (New York Longitudinal study；NYLS) に基づいて乳児気質質問紙（Infant Temperament Questionaire ITQ）を作成した。現在これの改訂版（R-ITQ）が最も使用されている。現在 Carey の気質質問紙は次の4種類がある。

① 「乳児気質質問紙」ITQ：4～8カ月の乳児が対象
② 「幼児気質尺度」TTS：12～36カ月児が対象
③ 「行動様式質問紙」BSQ：3～7歳児が対象
④ 「児童期用気質質問紙」MCTQ：8～12歳が対象

庄司は1～2カ月対象の乳児気質質問紙を作成し，これの標準化を行ったことと，「乳児気質質問紙」と「幼児気質尺度」を日本語に翻訳し，我が国で不適当な質問を除去し，我が国における標準化を行っている。我が国において気質を評価する時には庄司らの調査用紙を使用する。評価にはある程度の熟練が必要である。

e) 気質評価の意味

1980年代頃より気質の研究が盛んに行われている。この理由として次のことがあげられる。

①新生児・乳児の研究を通して，母子関係を，母親から乳幼児へという一方的な過程としてとらえるのでなく，母親と乳幼児とが互いに影響を与える，相互作用的な過程であるとの認識が深まってきたこと，その結果，相互作用の一方の主体である乳幼児の行動特徴を明らかにすることが，母子関係の解明に重要であると考えられるようになった。

②乳幼児の発達における生物学的な要因を重視するようになってきたこと。子供の発達において，環境条件が重要であることは言うまでもないが，生物学的，あるいは素質的な条件も無視できないことが次第に認識されてきた。特に生得的な行動特徴の個人差としての気質に関心が向けられるようになった。

③これは実際的な要因といえるが，気質を評価する方法として質問紙（特に Carry, W. B. の R-ITQ）がかなり広く用いられるようになったこと。質問紙法には一定の限界はあるが，これが気質研究をすすめさせたことは確かであろう。

f) 育児相談における気質の応用

母親の育児態度や家庭環境も問題がみられないのに，それでいて育児にいろいろと問題がみられることがある。これらの時に赤ちゃんが「手のかかる子供」か「時間のかかる子供」を考えてみるのも決して無駄なことではない。「これは赤ちゃんの性格（個人差）で，そうなって

いるので，決してお母さんの育て方が悪いのではない」と言って母親を安心させることも可能である．それから育児を母親からの一方的過程からみるのではなく，赤ちゃんの側からも考えることは母子関係を理解する上で，非常に有益なことである．

2．母親の性格

育児相談や乳児健診を行っていると，何でも気になる神経質な母親や，おおらかな母親などいろいろな性格の母親がいる．これらの母親の性格が育児に影響を与えていることが多々ある．このような時，どう対処していったら良いかについて述べる．

a）性格とは

主観的にはその人の感じ方，考えの特徴，客観的にはその人の自然的，社会的行動傾向の特徴を総括したものをいう．性格は遺伝的，体質的に規定される面もあるが，生まれてからの諸経験，ことに対人関係，教育の在り方によっても大きく影響される．性格を表す表現は数百もあり，分類も一定していないが，性格の分類は，古来，多数提案されている．医学的に最も参考になるのはクレッチマーの性格論とユングの性格論である．クレッチマーは次のような精神病者のみならず，一般正常人にまでおよぶ性格論を樹立した．

①分裂病→痩せ型（または闘士型）→分裂病質→分裂気質
②躁鬱病→肥満型→循環病質→循環気質
③てんかん→闘士型→粘着気質

ユングは性格を「内向」と「外向」に分け，それぞれを「思考型」「感情型」「感覚型」「直観型」のタイプに分け，8種類の類型を作った．

b）性格の評価

臨床家として使用されるのは次の2検査法である．

a．矢田部・ギルフォード検査（Y-G）

Y-G検査法は年齢により種類が異なるが，120の質問項目があり，これにより12の下位特性に分けられる．

①社会的外向（S）：人前で恥ずかしがらない．社会的接触を好む
②支配的（A）：社会的指導性があり人を使う事が上手である
③思考的活動性（T）：分析的に物事を考える
④一般的活動性（G）：活発にして身体を動かす事が好きである
⑤のんき（R）：衝動的な性格の有無．気軽さ，のんきさ，活発さなどがある
⑥攻撃的（Ag）：愛想が悪い，攻撃的，社会的活動が強すぎる

⑦非協調的（Co）：不満が多い。人を信用しない
⑧主観的（O）：現実離れがあり，独りよがりである。過敏性である
⑨神経質（N）：心配性，神経質，ノイローゼ気味である
⑩劣等感（I）：自己を過小評価する。自信がない。不適応感情が強い
⑪回帰性傾向（C）：著しい気分の変化，驚きやすい性格
⑫抑鬱性（D）：陰気，悲観的，罪悪感が強い

b. 文章完成法テスト（SCT）

c）母親の性格による問題点の対処の仕方

　育児相談で母親のやり方に問題があり，そのことをいくら言っても駄目な事がある。このような時，次のように考えて対応したらどうであろうか。育児相談の目的は，赤ちゃんが健全に育つことが目的で，母親の性格を変えることではない。

　まず最初に欠点を指摘しないで，お母さんのやり方を受容するのである。決してやり方がまずいなどと言ってはいけない。次に現在の問題点を話して，どうしたら解決するかをお母さんと一緒に相談するのである。解決しなければならない問題点があることを母親が認識し，その必要性を認めれば，話し合いにより問題は以外とスムースに解決するものである。解決するためにどんなことが障害になっており，それを取り除くにはどうしたら良いかの方法をお互いに一緒になって考えるのである。

　母親の性格を変える事より，母親に問題点を認識させ，解決の必要性を解らせる方がはるかに効果的である。解決の方法も決して紋切り型では駄目である。今までそうあるべくしてやっていたことの結果であるので，それを改善するのにはいくつかの妥協，変法も必要であることを知らなければならない。根気よく交渉することである。

3．母子関係

a）アタッチメント・愛着とは

　母子関係の評価とは一体何であろうか。まず第一に母と子の結び付きが上手く行われているかどうか，すなわち母と子のアタッチメント（愛着）の評価が考えられる。

　アタッチメントとは，ある特定の人物と他の特定の人物との間に形成される情愛の絆のことをいう。母子関係では母親と子供の結び付きである。赤ちゃんは生後6カ月までは人間であれば誰にでも良く反応するが，6カ月過ぎになると良く面倒をみてくれる母親や養育者と他の人の区別がつき，人見知りをするようになる。さらにアタッチメントが形成されるにつれ後追い行動，母親を基地としての探索行動などがみられてくる。

b) アタッチメント形成に必要な母親側の要因

乳児が正常の場合，アタッチメント形成に必要な母親側の要因として次のことがあげられる。

①乳児と母親の間に頻繁で持続的な身体接触がある。特に生後6カ月間に乳児の抱いた不安や苦痛を和らげるような母親の行動，たとえば空腹の時ミルクを与える，排便やオシッコをしてオムツが汚れ，不愉快な時にオムツを換えるとか，抱いて欲しい時に抱きかかえるとかなどの母親の行動である。

②乳児のシグナルに対して敏感に，適切に応答する。特に乳児の持つリズムと調和するように介入するような間の取り方が上手であること。

寝ている赤ちゃんが母親を見つけ，構って貰いたくて微笑んだり，声をだしたりした時にそれに反応するとか，赤ちゃんの語りかけに少し間を置いて答え，さらにそれに対し赤ちゃんが反応し次に母親が，など赤ちゃんのリズムに合った反応をする。赤ちゃんが疲れて嫌がっていたらそれ以上介入しないとか，自分独りで遊んでいる時にはそのままにしておくとか，である。

③乳児が自分自身の行為の因果関係を良く理解できるような規則的に統制された環境を作ること。また乳児に母親は一貫した態度で接すること，規則的でリズムある一日の生活とか，母を見て「ママ」と言ったらいつも返事をするとか，である。

④子供との相互交渉を喜びを持って行う。

①，②は母親の感受性が関係している。母親の適切な応答の経験の積み重ねを通して乳児は「この人には自分の想いが通じる。だからこの人といる限り安心だ」という感情が生じてくる。③，④は母親自身の精神的安定がより関係しているもので，夫との関係，家族，近親者からの支持などが関係している。母親が夫や周囲からの支持が得られず，不安，ストレスがあれば適切な応答や働きかけは出来難くなる。

c) アタッチメント（愛着）のパターン

実験的母子分離の研究より愛着には3つのパターンがあることがわかっている。

①回避群（Avoidant group）

母親と分離させても泣くことは滅多になく，再会場面でも母親を全く無視するか，接近行動と回避行動が入り交じったような行動をする。

②正常群

母親との分離前のエピソード場面では，母親を安全基地として活発な探索行動を行うことができる。分離時には悲しみを示し，探索行動は減少する。再会時には明らかな歓迎を示し，再会場面では最も母親との相互交渉を持ちたがる。そしてしばらくすると再び母親を安全基地として探索行動を行う。

③アンビバレント（両価的）群

母子分離前の場面では，不安の徴候を示す傾向がある。分離場面でも強い悲しみや苦痛を示

す。そして再会場面では、母親との密接な接触を求めるが、同時に反抗的な接触や相互交渉を示すという両価的な態度を示す。正常群のように再会後、探索行動を開始することがなかなか出来ない。

d) 育児相談における愛着の評価

　子供のアタッチメント行動やそれに対する母親の応答性、母性行動などを次のように観察する。

　乳児は、
①他人に抱かれた時に泣き出し母親が抱き取った時に泣き止む。
②よその人よりも母親により頻繁に、より容易に微笑したり言葉を発する。
③母親にしっかりしがみついたり、顔を埋めたりする。

　母親は、
①子供の要求や状態に合せて応答する。
②子供の不安を軽減するような働きかけをする。

　幼児は、
①時間の経過や状況察知につれて、母親から離れ、辺りの事物を探索したり、他の子供や大人と交渉したりする。
②不安を感じると母親の基に戻り、しがみついたり、目で母親を確認する。つまり母親を安全基地として生き生きとした表情で自由な探索行動（遊び）ができる。

　母親は、
①子供の持つテンポ、動きに合わせて働きかける。またプレイルームなどの場合は、子供の探索行動を促すように働きかける（言葉かけ、暖かな眼差しなど）。
②乳児と同様に子供の愛着行動に対して敏感に、そして適切に応答する。

4. 親子の組み合わせの評価 (図29)

　育児相談を行う場合、常に母子の組み合わせを考えた方が良い。母親を大きく良い母親、普通の母親、問題のある母親の3群に分ける。子供の方も良い子供、普通の子供、問題のある子供の3群に分ける。組み合わせだけでも図29のように9通り存在する。

　良い母親であれば子供がどんな状態であってもそれを受容し、育児をすることができる。普通の母親でも第三者の支援があれば、問題のある子供に対する育児が行える。問題のある母親は、子供が良くても普通でも問題が起こりやすい。特に子供に問題があり、母親に問題がある場合は壊滅的である。第三者の強力な介入と支援が必要である。

図29 母子の組み合せ

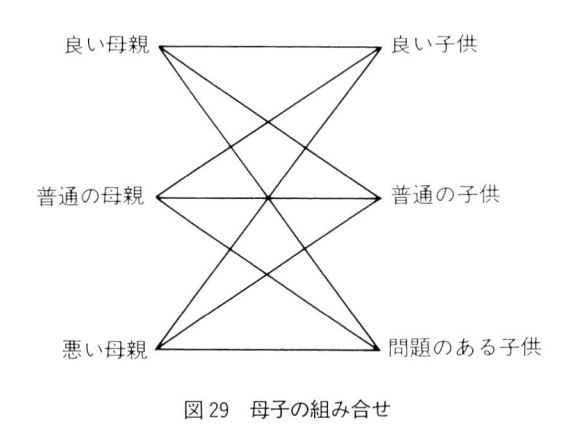

5. 父親の役割

　父親が出産に立ち会う例が少しずつ増加しているようであるが，家庭における父親の役割は何であろうか。

　ハネニローレ・フォン・カーニッツは現代における父親の役割として次の6項目を挙げている。①子供を作る者としての父親，②子供を養う者としての父親，③子供を保護する者としての父親，④子供を教育する者としての父親，⑤自己確立の対象（お手本）としての父親，⑥遊び仲間としての父親，である。育児においてはこれに加え，⑦母親の育児を助け，母親の心の安定を図ること，があげられる。

　次に子供からみた良い父親としては4項目が挙げられる。
①子供達に愛していることを行動ではっきり示せる父親
②子供達を理解しようと努力している父親
③子供達が助けを必要とする時は，何時でも助けてくれる父親
④子供に必要な自由を認めるが，自分自身も思考や行動の自由を堅持して譲らない父親

6. 養育環境

　養育環境のリスク因子として表15のものが挙げられる。それ以外に環境刺激の剝奪（デプリベイション），児童虐待も問題である。児童虐待は身体的虐待，心理的虐待，性的虐待，保護の怠慢・拒否（neglect）の4種類に分けられる。養育環境の評価法としてHomeとHSQの2つが知られている。

表15 ハイリスク家庭環境

① 経済的に貧困，不安定
② 父および/または母不在
③ 家族に重症疾患
④ 無知・迷信
⑤ 育児態度不良

　アメリカで経済的に恵まれない家庭に育った子供は学業や情緒，行動面で問題が多いという一連の報告から，その支援を目的に養育環境の社会，情緒，認知的面に関する要因を測定するための子供の検査が考案され標準化された。それがCaldwellとBradleyの家庭観察による環境評価法（Home Observation for Measurement of the Enviroment, HOME）である。このHOMEは0～3歳用と3～6歳用から成っている。0～3歳用では面接に6つの下位尺度から成る45項目の質問が含まれている。

　HOMEは熟練した面接者が家庭訪問をし，1時間以上を要して観察や評価を行うので，多人数を対象にしてリスクの高い養育環境をスクリーニングするのには実用的観点から無理がある。そこで，CoonsらによりこのHOMEを指針にして質問紙法による家庭養育環境評価法（Home Screening Questionnaire HSQ）が作成された。

　このHSQを日本の実状に即してさまざまな検討を行い実用化したのが上田による日本版「乳幼児の家庭環境評価法（JHSQ）」[24]である。JHSQは0～3歳用と3～6歳用の2種類に分かれている。各項目はマニュアルの採点基準にそって得点化され，その合計得点により「正常」または「疑問」と解釈される。「疑問」となったものは家庭訪問によりさらに精密な面接や観察が実施され適切な援助へつなげられるようになっている。項目内容は子供と養育者の日常の関わり方や子供に与えられる機会，物理的な環境，一時的な経験，制限や罰の与えられ方やその回避，養育者の情緒的な反応や言語的反応，遊具の適切さ，その供給などにわたっている。

　上田はJHSQはスクリーニング用の技法であり，診断のためのものでないことを強調している。「疑問」となった家庭は追跡評価されなければならないし，カウンセリングなどへの紹介はJHSQの結果ではなく家庭訪問評価によりなされるべきであることを明記している。育児相談で養育環境に問題のあった時は，地域の保健所に連絡し，保健婦の家庭訪問を要請した方が良い。地域全体のチームワークによる支援が必要で，育児相談医のみでは解決は困難なことが多いからである。

IX. 心の健康の評価[25]

　心の健康の評価というといかにも格好が良く，育児相談にふさわしいテーマのように考えられるが，最初に考えておかなければならないことがある。それは「心が健康である」の定義である。心の健康はあまりにも抽象的である。しかしこれをどうしても評価しなければならないのなら次の3つに分けて評価するのが妥当であろうと考えられる。

1. 問題行動

　これは母親からみて好ましくない行動である。指しゃぶり，夜尿，友達遊びができない，強度の母子分離不安，親の言うことを聞かない，下の子を虐めるなどさまざまな問題行動があげられる。高木は「心」から起こりやすい問題とその誘因として年齢別に表16のようにまとめている。育児相談において表のような問題行動がみられた時は，誘因となりやすい事項があるかないかをチェックし，それの改善に努力した方が良い。

表16　心から起こりやすい問題とその誘因（児期別）（高木）

	起こりやすい問題	誘因となりやすい事項
乳児期	幽門痙攣，下痢，便秘，全身の発育障害	母親のいらいらした感情，きちょう面すぎる育児態度（授乳，離乳，排尿，排便などの訓練）愛情の欠乏，放任
幼児期	嘔吐，下痢，便秘，腹痛，食欲不振，拒食，憤怒痙攣，頻尿，夜尿，どもり，気管支喘息，指しゃぶり，性器いじり，反抗	弟妹の出生，嫉妬心，同胞間の玩具の取扱い，競争心，感情的育児態度，両親の共かせぎ，愛情の欠乏
学童期	頭痛，嘔吐，腹痛，関節痛，頻尿，夜尿，目まい，足の痛み，気管支喘息，チック症，吃音，爪かみ，不安神経症，強迫神経症，登校拒否，転換ヒステリー反応	同胞との関係（嫉妬心，競争心），親子関係（厳しいしつけ，甘やかし），友人関係，教師との関係，学業，おけいこごと
思春期以後	起立障害症，気管支喘息，心臓神経症，腸管運動失調症，神経性食欲不振症，吃音，自慰，登校拒否，不安神経症，強迫神経症，転換ヒステリー反応，非行，自殺	個人の能力（学力，体格，体力，運動能力），身体的欠陥，親子関係，友人関係，教師との関係，異性関係，進学の問題，人生観，社会観

2. 正常発達の面から

a) 遊べている

これは月齢にふさわしい遊びが生き生きした表情で自発的に心おきなくおこなわれているかである。「遊べている」とは川井によれば「理由もなく，目的もなく，ただ伸び伸びと自発的に自由に，想像的に，創造的に面白さ，興味に促され，導かれ，行動として表されたり，心の中で行われたりするものである」としている。18カ月，3歳児では探索行動，ごっこ遊びなど遊びそのものの行動観察が可能であるが，乳児では母親相手の遊びが主となってしまう。すなわち「心の健康」には母子関係，アタッチメントの形成がより関係してくる。Bowlby[26]によればアタッチメントの形成の発達は次の4段階に区別される。

第1段階は「人物識別を伴なわない定位 (orientation) とシグナル (signals)」（出生から8〜12週まで）：ある人を他者と識別出来ない。人を志向する定位（追視，微笑など）やシグナル行動を示す。ペンライト，ガラガラ，人の声，顔など物に対して示す反応である。

第2段階は「ひとり（または数人）の識別された人物に対する定位とシグナル」（およそ6カ月まで）：特定の母性的人物に向けて喜びを伴う社会的行動を示す。不特定の非生物学的なものから段々と人間に対し反応を示すようになる。人があやすと笑うとか，人の声に特に反応するとか，である。そしてそのうちに養育者に特に反応を示すようになる。

第3段階は「シグナルならびに移動による識別された人物への接近の維持」（およそ2歳まで）：特定人物に後追い，お出迎えをしたり，探索行動の際にその人物を安全基地として利用する。9〜10カ月頃見られる後追い行動，養育者を見ると身体を乗り出して抱っこして貰いたがる行動や，母親を基地としての探索行動やパパのお出迎えなどである。

第4段階は「目標―修正的パートナーシップの形成」（2歳以降）：母親が永続して存在すると認識すると共に，その行動を予測できるようになってくる。母親が目に見える範囲にいなくても永続して存在すると認識し，安心して遊んでいられるとか，待っていてね，が判るようになる。今記載したアタッチメントの月齢に応じて発達段階を行動観察するか，質問によって確認し評価する。

b) 社会心理的発達 (Erikson)[27]

Eriksonは社会心理的発達を次のようにまとめている。

心の安定があって初めて生活習慣の自立性（しつけ）ができ，これがあって初めて意欲を持って自分からやろうという自主性が出てくる。そして勤勉性とは一定の技能や仕事に身を入れて学び，自己のものとするプロセスである。Eriksonの考えは図30のように，ある段階で正常な心理社会的発達が見られないと次の段階の正常な心理的発達が見られない，というもので

	1	2	3	4	5	6	7	8
VIII								統合性 対 絶望
VII							世代性 対 自己陶酔	
VI						親密 対 孤立		
V					同一性 対 同一性拡散			
IV				勤勉性 対 劣等感				
III			自立性 対 罪悪感					
II		自律性 対 恥・疑惑						
I	信頼 対 不信							

Ⅰ：乳児期　　Ⅱ：幼児前期　　Ⅲ：幼児後期　　Ⅳ：学童期
Ⅴ：思春期　　Ⅵ：成人期　　Ⅶ：壮年期　　Ⅷ：老年期

図30　心理社会的発達の分化図式（Erikson）

ある。思春期では同一性identityが重要である。同一性とは「自分は何者であるか」という問いを歴史的・社会的に定義していく心のプロセスをいい，性的同一性，職業上の可能性，自己の定義などが含まれる。思春期に同一性が持てないと，なかなか成人の心理状態になれない。同一性確立が上手くいかないと，猶予期間を長引かせ，モラトリアムの状態となる。

乳児期（信頼　対　不信）

　乳児は母親により空腹が満たされ，寒さ，不快が取り除かれ，抱かれた時のくつろぎ，寝心地の良さなど快の刺激を与えられることを通して自分の環境を信頼するようになる。こうなると母親が不在でもやたらに心配しないで受け入れることが出来るようになるが，心の中にも信頼感が存在する。これがその後の乳児の発達と適応に積極的な効果を及ぼす。逆に空腹でも食事が与えられず，構って貰いたくても構って貰えないと環境に対する不信感がつのり信頼感より大となる。環境に対し不信，不安が大となり，その後の発達に影響を与える。

幼児期（自律性　対　恥・疑惑）

　運動，言語機能の発達に伴い理解力が増大するにつれ幼児は自分の予測に従って何でも自分でやりたがる。ところがこの時期はしつけの時期である。しつけとは幼児の万能感に根ざした欲求を遮断し，外部の圧力による幼児の行動をコントロールして外部の力に従わせるものである。幼児にとっては決して楽しいものではない。幼児のこの過程は親や周囲との信頼関係があり，親からの温かい支持があると生活習慣の自律が順調に行われ，自律性が生じる。ところが

信頼関係がなかったりしつけが過度に行われると自己防御を生み，混乱状態となる。自分の能力，自我の過度の抑制，自己の行動に対する恥や疑惑が出てくる。

幼児後期（自主性　対　罪悪感）

　ある目的のために自分から動き，自発的に動こうとする行為を自主性という。自主性はすべての新しい生活経験や探求の基となる。幼児は自主性があると家族や幼稚園で失敗を繰り返しながらそれに怯まず，より的確に接近し，行動していくようになる。自主性を身につけさせるにはそれ以前の自律性と家族による奨励が必要で，これがないと行動や願望などに対する心配ややり過ぎの不安，罪悪感が出てくる。嫉妬と競争心も出てくる。

学童期（勤勉性　対　劣等感）

　勤勉性とは一定の技能や仕事に身を入れ，それらを学ぶ気風ともいうようなものである。この時期学童は学校と学業，その他の社会生活やその基準，規範に適応し，将来の職業のための基本教育を受けなければならない勤勉性の世界に突入する。この過程において本人の能力が試され失敗や挫折，欲求不満を経験する。基本的信頼感を持ち自律性があり自主的に行いができれば勤勉性の世界に突入しても，やらなければならないことと勤勉性が身につく。ところが自主性が身についていないと学業が苦痛となり，勤勉な社会に希望を失い，自分の能力に失望し，自分を不適格と感じ，劣等感を持つようになる。

思春・青年期（同一性　対　同一性混乱）

　発育急伸と性的成熟により情緒が不安定となり，人格的に混乱する時期である。同一性が問題となる。現実を無視し，理論的理想に走り，親から離れたい，自立したいと思いながら親や何かに依存する。自分は何者であるかの自己の定義，性的同一性，職業への可能性などが問題となる。この時期の危険は，自分がわからない，社会における自分の役割がわからない，統合的全体でないと感ずることである。当惑と不連続感である。生理的欲求，家族的欲求や性的混乱，その他のストレスはモラトリアム（猶予期間）を長引かせることがある。社会の一員として前向きに生きていく同一性，非行や反抗といった対抗的同一性，病人になりきる患者同一性など，社会の境界に陰のように生きる否定的同一性を身につけていくものも少なくない。以上のEriksonの社会心理的発達段階をもとにして年齢に応じた社会心理的発達をしているかどうかを問診または行動観察により評価する。

　育児相談における心の健康の評価は，既に異常となったものを矯正するのではなく，子供の心が不健康になる恐れがあるものがあったら，それを早期に発見し，取り除くことにある。子供の心の健康に影響を及ぼす母親の母子関係，養育態度がより重要である。心の健康の評価は，問題行動がみられず，年齢相当に遊べており，正常な社会心理的発達がみられていれば問題ないと判断して良い。

3. 心の健康チェックリスト

a）各月齢別心の発達チェックポイント

⑴チェックポイントの考えかた

　子どもの心の発達は母親の養育態度・状態に左右されることが多い。母親の養育態度は父親の態度，夫婦関係，家庭の経済状態に影響される。そこで子どもの心の発達をチェックする場合，子どもの心の発達と関係する行動と母親の養育態度・状態が判断できる質問と，父親の態度，夫婦関係が判断できる質問より構成するのが理論的であると考えた。心の発達は全体の発達とも関係しているので，各月齢別発達チェック表と併用して使用すると便利である。

⑵各月齢別心の発達チェックリスト

a．3～4カ月
4カ月で行った方がよい。
■心の発達チェックリスト（3～4カ月）
①誰があやしてもよく笑いますか
②人に対して特に興味を示しますか
③相手をしてあげると喜びますか
④赤ちゃんは可愛いですか
⑤赤ちゃんと遊ぶのが好きですか
⑥赤ちゃんを産んでよかったと思いますか
⑦お父さんは育児に協力してくれますか。
解説：3カ月になるといろいろな物のうち，とくに人に反応を示すようになる。3～4カ月の子は誰があやしても顔中口にしてよく笑う。④～⑥は母親の養育態度や状態に関するもの，⑦は父親に関するものである。

b．6～7カ月
■心の発達チェックリスト（6～7カ月）
①お母さんのことがわかっているようですか・お母さんが抱っこすると胸に顔をうずめて，しがみついたりして，喜びますか
②お母さんが「いらっしゃい」をすると，身体を乗り出して抱かれたがりますか
③人見知りをしますか

④赤ちゃんは可愛いですか
⑤赤ちゃんと遊ぶのが好きですか
⑥お母さんの身体や気持ちの状態は良好ですか
⑦お父さんは育児に協力してくれますか
⑧お父さんはお母さんの話をよく聞いてくれますか

解説：6カ月になると，養育者が区別でき，特別な反応を示すようになる。そのことについての質問が①～③である。母親に関するものが④～⑥，父親が⑦，⑧である。

c. 9～10カ月

■心の発達チェックリスト
①お母さんの後を追いますか
②お母さんが戻ってくると嬉しそうな顔をしますか
③赤ちゃんは可愛いですか
④赤ちゃんと遊ぶのが好きですか
⑤お母さんの身体や気持ちの状態は良好ですか
⑥お父さんは育児に協力してくれますか
⑦お父さんは精神的に支えてくれますか
⑧お父さんはお母さんの話をよく聞いてくれますか

解説：乳児の心の発達としては後追い行動の有無と，戻ってきたときの様子をチェックする。③～⑤はお母さんに関する質問，⑥～⑧はお父さんに関する質問である。

d. 12～17カ月

■心の発達チェックリスト
・なついている人が部屋から出ていくと，その後を追おうとしますか
・母さんが離れて戻ってきたときに，とても喜びますか

解説：子供の心の発達は養育者に対する後追い行動をチェックする
＊幼児期の母親と父親に関する質問は共通であるので最後に記載する。

e. 18～23カ月

■心の発達チェックリスト
・何かこわいことがあると，お母さんにしがみつきますか
・お母さんが立ち去ろうとすると，泣いたり，声を出したりして後を追いますか
・活発でイキイキしてますか
・公園などでお母さんが側にいると安心して遊んでいますか

解説：後追い行動とイキイキとして活発に遊ぶことと，探索行動をチェックする。

f. 2歳
- 同じ位の子どもと，一緒にいて遊ぶのを喜びますか
- 馴染みのない人に出会うと，始めはお母さんなどにしがみついたり，後に隠れたりしても，馴れてくるとその人と遊ぶようになりますか
- お母さんが側にいれば，独りで遊ぶことができますか

解説：アタッチメントに関する行動様式は年齢により多少異なるが，養育者との結びつきに関するものである。母子分離が可能となる前の行動である。

g. 3歳
■心の発達チェックリスト
- お母さんといろいろのお話をするのが好きですか
- お母さんから離れて遊ぶことができますか（母子分離），あるいは「お母さんがお使いに行くとき，家で待っていられますか」でもよい
- 疲れたり，具合が悪いときはお母さんにくっつきたがりますが，それ以外はあまりベタベタ甘えなくなりましたか
- 子どもらしくイキイキした表情で楽しく遊んでいますか
- なんでも自分でやりたがりますか

解説：母子分離ができていることと，第1反抗期にみられる，親の言うことをあまり聞かないで，何でも自分の思うようにやりたがる行動と，親や馴れた人ばかりでなく，いろいろの物で，独りでよく遊ぶかをチェックする。

h. 幼児の母親，父親に関する項目
■母親の気持ち・状態
- 子どものことが煩わしいことがありますか（常に，ときどき，たまに，ない）
- 子どもを育てることに負担を感じますか
（いつも，ときどき，たまに，ない）
- お母さんの身体や，気持ちの状態は良好ですか（良い，悪い，普通）
- お母さんは子どもと一緒にいると楽しいですか（はい，いいえ，ときどき）

■父親の態度・夫婦関係
- お父さんは育児に協力してくれますか
- お父さんは精神的に支えてくれますか，満足してますか
- お母さんはお父さんに「いってらっしゃい」「おかえりなさい」を言いますか

・お父さんの身体や，気持ちの状態は良好ですか

解説：母親，父親の養育態度，夫婦関係などで何か問題があったときは，その理由を尋ね，相手が，その理由を話すようなら，内容を十分に聞くようにする。尋ねられない限り，こちらの意見を言わない方よい。話すことにより，気持ちが楽になることと，問題点が把握でき，支援の糸口がつかめる可能性があるからである。相手を受容することが支援の第1歩であるからである。

X. 栄養指導[28]

1. 母乳栄養

人間の赤ちゃんに最も適したミルクは母乳である。育児相談，出生前母子保健指導を通して母乳栄養を実施するのに役立つ知識をここにまとめた。

a) 母乳栄養の意義

母乳栄養の意義は栄養面，医学面，心理面，経済面に分けられる。

(1)栄養面

母乳は乳児が少なくとも5カ月まで発育するのに必要な栄養素を含んでおり、母親が健康で乳児の哺乳量も十分ならば，母乳だけで発育に十分である。現在の我が国においては母親の栄養摂取が不十分であったり，社会環境が不良のために母乳中の成分が不足（ビタミンB_1，D，鉄，フッ素など）することはまずない。離乳期には鉄の補給が必要である。母乳は栄養素の利用率が高く、代謝の負担がかかることが少ない。

母乳の蛋白質はラクトアルブミンが多く，また灰分も少ないので，胃の中のカード（凝乳）が微細となり消化されやすい。窒素代謝も良好で体内の利用が優れている。母乳は血中の溶質

表17 人乳と牛乳の成分　（100g中）

		人乳	普通牛乳	普通加工乳
エネルギー	(kcal)	65	59	63
水　分	(g)	88.0	88.7	88.0
蛋白質	(g)	1.1	2.9	3.1
脂　質	(g)	3.5	3.2	3.4
糖　質	(g)	7.2	4.5	4.8
灰　分	(g)	0.2	0.7	0.7
カルシウム	(mg)	27	100	100
リ　ン	(mg)	14	90	95
鉄	(mg)	0.1	0.1	0.1
ナトリウム	(mg)	15	50	50
カリウム	(mg)	48	150	150
ビタミンA	(IU)	170	110	120
ビタミンB_1	(mg)	0.01	0.03	0.03
ビタミンB_2	(mg)	0.03	0.15	0.16
ナイアシン	(mg)	0.2	0.1	0.1
ビタミンC	(mg)	5	0	0

（科学技術庁資源調査会編：四訂日本食品標準成分表，1982）

濃度を低くし，尿の浸透圧は高くならず腎臓に負担がかからない。このため人工栄養より脱水症になり難い。

　母乳は牛乳に比べ，必須脂肪酸であるリノール酸が4〜5倍多く，不飽和脂肪酸も多く含まれている。

　母乳の糖質は牛乳より多く，大部分は乳糖である。その他，窒素を含むムコ多糖類やオリゴ糖も十分含まれ，これらは腸内にビフィズス菌の増殖を有利にしている。母乳の灰分は牛乳より少なく，カルシウムは牛乳の1/4であるが，母乳のカルシウムの吸収は良好である。母乳中のラクトアルブミン，リノール酸，乳糖が赤ちゃんの発育に重要な役割を果たす成分である。

(2)医学面

　母乳中には，細菌やウイルスに対する抗体を含んでいる分泌型免疫グロブリンA（IgA），ラクトフェリン，補体，リゾチーム，細胞その他が含まれており，また腸内細菌叢としてビフィズス菌も多く，感染防御に役立っている。IgAは消化管において蛋白質分解酵素の作用を受け難い。分泌型IgAは腸管壁に存在して，細菌やウイルスが腸管粘膜に吸着されるのを阻止する。免疫グロブリンAは分娩後1〜2日の初乳に高濃度に存在し，その後急速に減少する。それ故，新生児には初乳を飲ませることが大切である。

　ラクトフェリンは，鉄を含む蛋白質で，初乳の中に多く，ブドウ球菌や大腸菌の鉄を剝脱することにより，静菌的に作用する。

　リゾチームは，母乳ことに初乳には牛乳に比べて高濃度に存在し，大腸菌やサルモネラに対して溶菌作用がある。

　細胞成分として，マクロファージは，新生児壊死性腸炎の予防に有効に作用し，リンパ球も免疫に関係している。

　母乳栄養児の腸内細菌叢（腸内フローラ）として多いビフィズス菌は，腸内の病原菌の集落を抑制している。

　母乳はアレルギーの発生防止にも有効である。新生児の腸は透過性があり，十分に分解されていない蛋白質が吸収されることがあり，それが牛乳アレルギーの原因となることがある。母乳は他人の乳をもらってもアレルギーを起こす心配はない。初乳を飲ませると，免疫グロブリンAが腸の粘膜につき，これが牛乳抗原と結び付いて，抗原の通過量を減少させる。ただし母親が生卵，牛乳を摂取すると，オバルブミン，牛乳蛋白が母乳中に小量であるが出現する。しかしこれが直接の原因となって食餌アレルギーを起こすという事実は知られていないが，食餌アレルギーの乳児が母親がアレルギーを起こす食品を摂取することにより乳児に湿疹，オムツかぶれ，下痢，吐乳などが生じることがある。

　以前は母乳栄養児は人工栄養児に比較して疾病に罹患しないと言われていたが，養育環境が改善された現在，このような差は全く見られない。

⑶心理面・精神面

　われわれが行った新生児の行動分析の結果[29]よりすると，母乳栄養は人工栄養と比較して新生児の静睡眠の時間を長くし，睡眠中の脈拍数を減少させる。すなわち母乳栄養が新生児により安定した状態をもたらすことが判明した。さらに研究の結果，母乳栄養の心理面に及ぼす影響は母乳そのものではなく，母親の乳房を通して母乳を新生児に与える母乳行動であることも判明した。

　母乳栄養は人工栄養と比較して哺乳時間が2〜4倍長い。Non nutritive sucking による口唇刺激による満足感を抱くことによるスキンシップの増強，眼と眼を見つめ合う母子相互作用など，母乳行動全体の影響と考えられている。母親にとっては母乳栄養は自分の母乳で赤ちゃんを育てているという満足感と自信が母親の情緒面の安定にもつながり，よりよい育児態度と母子関係が形成される。

b）出生後の母乳成分の変化

⑴初　乳

　分娩後4〜5日頃までに分泌される母乳を初乳という。初乳はβ-カロチンにより黄色をしている。成熟乳に比べて蛋白質が多く，やや粘ついた感じがする。脂質は少なく灰分は多く，エネルギーは成乳に比較して少ない（表18）。

　蛋白質はラクトアルブミン，ラクトグロブリンが多く，分泌型免疫グロブリンAやラクトフェリンを多量に含有している。初乳を顕微鏡で見ると脂肪球，多核白血球，リンパ球の他，初乳に特有な初乳球が存在する。初乳は移行乳を経て分娩後10日以上経つと成熟乳になる。

⑵成　乳（成熟乳）

　成乳は淡黄色で芳香があり甘味がある。色調は牛乳よりやや黄色が強いが，脂肪の量が日差があり，脂肪量が少ないと緑色を帯びた白色となる。

　母乳を保存する時はマイナス80℃で冷凍保存する。4℃前後ではクリームの分離がみられ，リパーゼ活性が高いため，数時間で特有の脂肪分解臭を呈する。

c）母乳分泌の促進

　今村は次のようにまとめている。

⑴妊娠中

①母親に母乳栄養が大切なことを教え，その心構えを持たせる

②乳房の処置を妊娠第5〜6カ月頃から始める

③角化した乳頭部の皮膚は，オリーブ油で軟化させ，入浴時に洗う

④入浴後，スキンクリームかマッサージ用クリームを乳房に塗って，指先で軽くマッサージをする。また乳頭の付け根を指でつまんで，回すようにして前方に軽く引っ張る。これにより

表18 人初乳、移行乳、成乳の組成および牛乳との比較（全乳100 ml あたりの平均値）

成分	初乳 1〜5日	移行乳 6〜10日	成乳 30日以降	牛乳
一般的性質				
脂肪融点 (°C)		32*	31	35
ヨウ素価	2,370	792		
屈折率 (40°C)		60.4*	61.6	38.4
ホレンスケ価		1.8*	0.8	1.5
ライヘルト・マイスル価		0.6*	1.2	28.8
ケン化価		205.1*	204.7	248
比重	1.034	1.035	1.031	1.032
熱量 (Cal)	58	74	71	69
全固形分 (g)	12.8	13.6	12.4	12.7
脂質 (g)	2.9	3.6	3.8	3.7
乳糖 (g)	5.3	6.6	7.0	4.8
タンパク質 (g)	2.7	1.6	1.2	3.3
灰分 (g)	0.33	0.24	0.21	0.72
無機質				
カルシウム (mg)	31	34	33	125
マグネシウム (mg)	4	4	4	12
カリウム (mg)	74	64	55	138
ナトリウム (mg)	48	29	15	58
全陽イオン (meq)	5.86	4.93	4.04	13.28
塩素 (mg)	91	54	43	103
リン (mg)	14	17	15	96
イオウ (mg)	22	20	14	30
全陰イオン (meq)	4.75	3.76	2.95	10.55
アルカリ度 (meq)	1.11	1.17	1.09	2.93
その他の無機質				
鉄 (mg)	0.09	0.04	0.15	0.10
銅 (mg)	0.05	0.05	0.04	0.03
亜鉛 (mg)	0.62	0.77	0.53	0.38
窒素分布				
ヨウ素 (mg)	0.012	0.002	0.007	0.021
全窒素 (g)	0.515	0.317	0.227	0.550
タンパク態窒素 (g)	0.424	0.251	0.188	0.518
非タンパク態窒素 (g)	0.091	0.066	0.039	0.032
タンパク質分布				
カゼイン (g)		0.7	0.4	2.8
ラクトアルブミン (g)	1.2	0.8	0.3	0.4
ラクトグロブリン (g)		0.5	0.2	0.2
乳清タンパク質 (g)	1.7		0.6	0.6
非タンパク態窒素化合物				
クレアチン (mg)			3.3	3.1
クレアチニン (mg)			2.2	0.9
尿素 (mg)		23.3	32.2	15.1
尿酸 (mg)			4.6	1.9
総アミノ酸				
非必須アミノ酸				
アラニン (mg)			35	75
アスパラギン酸 (mg)			116	166
シスチン (mg)		55*	29	29
グルタミン酸 (mg)			230	680
グリシン (mg)			0	11
プロリン (mg)			80	250
セリン (mg)			69	160
チロシン (mg)		125*	62	190
必須アミノ酸				
アルギニン (mg)	126	64	51	124
ヒスチジン (mg)	57	38	23	80
イソロイシン (mg)	121	97	86	212
ロイシン (mg)	221	151	161	356

* 泌乳初期の試料を含む

（斉藤健輔による）

乳管開通を図っておくと，分娩後第1回の授乳の時，乳頭の痛みを和らげ，母乳の分泌を容易にする。
⑤陥没乳頭や偏平乳頭は，1日数回乳頭を引き出すことを続ける
⑥乳房を圧迫しないように，ゆったりしたブラジャーを用いる

(2) 分娩後
①母乳は，授乳の刺激によって分泌が良くなることを理解させる。生後3～4日までは母乳の分泌が良くなくても，たびたび吸わせて刺激を与える。
②乳汁分泌に必要な栄養をとる。蛋白質や脂肪が不足しないようにするが，同時に野菜も多く食べる。しかし無理に食べて食欲を無くしてはいけない。偏食にならないように気をつける。牛乳を飲むのは，蛋白質，カルシウム，水分の補給に役立つ。
③母親が疲れないように，周囲の人も協力する。授乳のため睡眠が十分に取れないこともある。仕事をしたら休養も取る。疲れの他、心配や不安があると母乳の分泌が悪くなる。
④飲み残した乳は，搾っておく。乳房に母乳がたまっていると，分泌が減ってくる。しかし，痛いのを我慢してまで無理に搾って，乳房を空にする必要はない。
⑤母乳の分泌が悪い時は，乳房のマッサージや温湿布を行う。乳房マッサージは乳房に物理的刺激を与えて，乳房の血液の循環を良くし，母乳の分泌を促進し，また乳管を乳管洞に溜まった乳汁を絞り出す。また乳汁分泌が良好な場合には乳房が腫脹したための苦痛を除く。

d) 母乳の飲ませ方
①授乳する時，分娩後しばらくは，ベッドに座っても良いが，その後は椅子に腰掛けると楽である。
②授乳する時，手を水道の水で洗う。手に着いている大腸菌や時にはブドウ球菌が乳房に付着することがある。
③乳房は，乳頭を含めて，微温湯に浸したガーゼか脱脂綿で拭く。消毒綿を使っても良いが、湯で良く拭くのでも良い。ホウ酸水は用いない。
④乳頭だけでなく，暗褐色の乳輪までを乳児の口の中に入れて吸わせると，母乳の分泌が良い。
⑤乳房を2本の指で挟んで，乳児の鼻の穴を塞がないようにして，乳汁を絞り出すようにする。
⑥片方の乳房が空になってから他の乳房を吸わせる。次の授乳の時は前回と逆の順序にする。
⑦母乳が多く，乳児がむせる時は、初めに少し搾ってから吸わせる。
⑧授乳が済んで母乳が余っている時は，搾って捨てる。溜めておくと母乳の分泌が悪くなる。しかし、痛いのを我慢してまで強く搾らないで良い。
⑨授乳中は，乳児の目を見たり，時には話しかけるようにする。新聞や本を読んだり，他の人と話をしたりはしない。
⑩授乳中に空気を胃の中に飲み込む。新生児は飲むのに慣れないため空気を飲み込むことが多

い。多くは鼻からの空気を一緒に飲み込む。しばしば母乳が走るように出る時に空気を多く飲み込み。乳児の胃の形は乳を吐きやすい。飲み込んだ空気を吐かせないと，後で乳を一緒に吐いてしまう。乳児を肩にかつぐようにするか，あるいは垂直にやや前かがみに抱き，顎をすこし上方に持ち上げる。背中を静かにさすって空気を吐かせる。げっぷが出難い時は，暫くうつ伏せにさせておくのも良い。

e) 母乳不足[30]の診断

母乳不足は，乳児が母乳を長時間吸っているにも拘わらず，授乳間隔が短くなった時に疑う。20〜30分以上哺乳し，それでいて1時間もすると空腹で泣いてしまう。生後しばらくの間は，3時間ごとに授乳するが，そのうちに昼間は回数が多く，夜は回数が減るようになる。このような時は，昼は間隔が短くなるが，これは母乳不足のためではない。体重増加も母乳不足の目安となる。

哺乳量測定は，1回にどのくらい母乳分泌があるかをチェックするには良い方法であるが，1回のみの哺乳でこれを判断するのは危険である。何回か測定して初めて母乳不足を診断する。

母乳栄養を実行しようとするなら，大部分の母親は努力すれば母乳栄養を行うことが可能である。母乳が十分にいっているかどうかの不安や心配をするより母乳の出方，母乳でやるという信念を持っていることが大切である。

f) 母乳授乳の問題

⑴ビタミンK欠乏性出血症

母乳栄養児の1,700人に1人の割で生後1〜4カ月に発生する。ことに乳児特発性ビタミンK欠乏による頭蓋内出血が問題である。その対策として現在では生後7日目と1カ月目にK_2シロップ2mgの内服を実施している。

⑵母乳黄疸

新生児生理的黄疸が遷延することがあるが，これは全く無害で，母乳を禁止することはない。乳児が元気が良く，体格増加も良好なら，母乳を1〜2週間続けて様子を見，黄疸の程度が軽くなっていれば良い。黄疸が増加している時や元気がない時は，血清ビリルビンやGOT，GPTを測定し，肝炎，先天性胆管閉鎖症などの鑑別を行う。

⑶授乳禁止

a) 乳腺炎：乳汁がうっ滞した場合に，細菌感染（特に黄色ブドウ球菌）で発生する。発熱し，乳房の発赤と疼痛がある。乳汁のうっ滞を避けるために授乳を続けることが勧められている。授乳が出来ない時は，搾乳しておく。冷湿布を行い，多くの場合抗生物質を服用する。

b) 母親の病気：母親が風邪をひいた時，咳をすると乳児に感染しやすい。マスクをするが，マスクではウイルスを阻止できない。インフルエンザのように寝込むほど重症にならなければ，

授乳していても良いが，乳児に顔を向けないようにする。母親の梅毒は妊娠中発見されて治療を受けることが多いが，分娩後も治療している時は，授乳を続けて母子共に梅毒の治療を受ける。あるいは人工栄養に切り替える。母体を衰弱させる心臓病，腎臓病，高度の貧血あるいは精神病の時は，授乳を中止する。

成人型T細胞白血病ウイルス（ATL），エイズウイルス（AIDS, HIV）は母乳を通して児に感染するので，母乳を禁止する。この中でATLは母乳感染が主であるが，AIDSは胎内感染が重視されている。B型肝炎の垂直感染には母乳はほとんど無関係である。モルヒネなどの麻薬，抗痙攣薬，抗精神薬など母親の内服している薬剤が母乳中に移行し乳児に影響を与えることがある。個々の例により産科と相談し，授乳禁止を決定する。

g）断　乳（卒乳）：以前は断乳といわれていたが，最近は卒乳という。

断乳は離乳食が3回いってから行う。普通9〜12カ月の間に行うのが良いといわれているが，決してそうではない。最初，昼間なるべく与えないようにし，最後に夜，就眠時の授乳を思い切って中止する。断乳の方法にはいろいろあるが，結局は思い切って止めないとなかなか卒乳が出来ないものである。栄養面ではあまり意味がないが，1歳過ぎになって母乳を与えていても決して悪いことではない。いくら母乳をあげていても幼児期になれば自然と飲まなくなるものである。母子手帳の改正（平成13年度）では1歳以降も無理に母乳をやめさす必要はない。自然とやめるようになるまで与えてもよいと記載されている。

2．人工栄養

a）人工栄養の意義[31]

人工栄養は母乳栄養と同列ではない。人工栄養は母乳栄養の行えない時に代用として行われるものである。6カ月以前の乳児栄養の基本は母乳栄養であることを忘れてはいけない。粉ミルクが製造されていない以前は人工栄養の主流は牛乳であった。牛乳を薄め，糖や穀粉をこれに加え使用していた。人工栄養の目標は栄養学的に牛乳の欠点を改善し，母乳栄養に近付けるかにある。しかしいくら努力してもすべての面で母乳栄養と同等になるかということについてははなはだ疑問である。現在，身体発育の面，感染症罹患率に関する面よりすると，極小未熟児やある特殊な新生児を除いて，母乳栄養と人工栄養では優劣は見られない。であるから，どうしても母乳栄養を行えない母親に対しては，何ら劣等感を持つことなく人工栄養を行わせる考えも必要である。

b）母乳と牛乳の成分の相違

人工栄養の歴史は母乳に比較して牛乳の劣っている点を明らかにし，その劣っている点を少

しでも改善させることであった。したがって人工栄養を理解するためには人乳と牛乳の成分の比較を知ることがまず大切である（表17）。

a) エネルギー：人乳は牛乳よりやや多いが，大差はない。

b) 蛋白質：牛乳は人乳の3倍である。蛋白質の内容は人乳と牛乳とでは違い，牛乳にはカゼインが多く，人乳にはラクトアルブミンが多い。人乳のカゼイン量は牛乳の1/5ほどである。非蛋白質窒素化合物は人乳に多い。各種のアミノ酸の含有量は牛乳が人乳の約3倍くらいである。ロイシン，リジン，バリンなどは特に多い。牛乳はカゼインが多いので，多量の酸と結合する。牛乳は人乳の約3倍の胃酸を必要とする。含硫アミノ酸のうちシステインは人乳に多く，牛乳では非常に少なく，メチオニンは牛乳に多く，タウリンは人乳にきわめて多く，牛乳にはない。

c) 脂質：総脂質の量は人乳と牛乳で大差はないが，コレステロール，リン脂質は人乳の方がやや多い。脂肪酸組成は相違があり，牛乳では炭素数が4～10の低級脂肪酸が多く，人乳ではリノール酸，リノレン酸などの高級不飽和脂肪酸が多い。

d) 糖質：人乳中の糖質の大部分は乳糖であり，人乳は牛乳の約1.5倍乳糖を含んでいる。人乳の中の少糖類（オリゴ糖）は，ビフィズス菌発育促進因子として注目されている。

e) 灰分：灰分（無機質，ミネラル）は人乳は牛乳の1/3以下である。牛乳のカルシウムは人乳の4倍，リンは6倍以上含まれている。幼児期には牛乳はカルシウムが多いのは有利であるが，乳児期には多すぎるので，育児用粉乳ではカルシウムを減らしてリンとの比率を調整してある。鉄は，人乳も牛乳も含有量が少なく，ほぼ同じ量である。

f) ビタミン：B_1は牛乳は人乳の3倍，B_2は5倍も多い。Cは牛乳にはほとんど含まれていない。牛乳で人工栄養をしていた時には，果汁などでCの補給をしていた。

c) 育児用粉乳

我が国の育児用粉乳は4社から製造，販売されている。製品名はネオミルク（雪印），ドライミルク（森永），ソフトカード（明治），レーベンス（和光堂）である。これらは4～5年おきに新製品が出ているので，常に新しい情報に注目していなければならない。外国製品は母乳バランスミルク1種だけである（表19）。現在の育児用粉乳（表20，21）はネオミルクすこやか（平成4年10月），ドライミルクはぐくみ新，ソフトカードほほえみ（平成3年11月），レーベンスハイハイ（平成2年12月），の5種である。国産の4製品の主要成分の組成には大差はない。

d) 調乳法

調乳する時は，粉乳は缶に添付してあるスプーンで必ず計る。必ずすりきりとする。13％調乳（レーベンス，ドライミルク，ネオミルク）ではスプーン1杯が2.6g，14％調乳（ソ

表19 育児用粉乳の変遷　　　　　　　　　　　　　　　　　　　　　＊ 使用期間 0〜6ヵ月

会社名	和光堂	森永	明治	雪印	ワイス
〜昭和54年（1979）	レーベンスミルク60（1977.9）	ドライミルクG-8（1975.9）	ソフトカードFA（1978.10）	ネオミルクA（1978.10）	S-26/SMA
昭和56年（1981）			ソフトカードFM-K（9月）		
57年（1982）		BFドライミルク（11月）		ネオミルクL（5月）	
58年（1983）	レーベンス+2（9月）				
59年（1984）		BF-Tドライミルク（6月）	ソフトカードFK-T（10月）	ネオミルクLa（4月）	
60年（1985）	レーベンス+2(新)（11月）				S-26（3月）
61年（1986）		BF-Lドライミルク（11月）		ネオミルクLu（5月）	
62年（1987）			ソフトカードFK-3（3月）		
63年（1988）			ソフトカードFK-P（11月）	ネオミルクLe（5月）	
平成1年（1989）					S-26*（10月）
2年（1990）	レーベンスf（12月）	LF-Pドライミルク（3月）		ネオミルクai（4月）	
3年（1991）			ソフトカードF&P（11月）		
4年（1992）				ネオミルクP.ai（10月）	

（今村榮一：乳児用調製粉乳等の変遷と現状．小児科臨床 44：2397, 1991 より）

表20　育児用粉乳の成分組成　　　　　　　　　　　　　　　　　　　　　（g/100 g）

品名	蛋白質	脂質	炭水化物	灰分	水分	エネルギー(kcal)
ドライミルクはぐくみ（新）	12.3	27.0	55.7	2.3	2.7	513
レーベンスミルクはいはい	12.4	27.7	55.1	2.4	2.4	515
ネオミルクすこやか	12.3	27.8	54.9	2.2	2.8	517
ソフトカードほほえみ	11.7	25.0	58.3	2.2	2.8	500
母乳バランスミルク	12.0	28.0	55.9	2.1	2.0	524

フトカード）ではスプーン1杯が2.8gである．1杯で20 mlのミルクを作れば所定の濃度となる．100 mlのミルクを作るのには5杯の粉乳を計り，湯を加えて100 mlにする．この時，粉乳を先に入れると哺乳瓶のガラス壁に付着して溶け難いことがあるので，あらかじめ所要量の2/3くらい湯を入れ，次に粉乳を入れ，振って溶かし，その後所定の量まで湯を加える．ドライミルクは1匙が5.2gであり，1匙で40 mlのミルクを作れば良い．

一方，母乳バランスミルクはアメリカ式の調乳方式（proportional method）と理解される．S-26の旧製品には，12.6gの粉乳に100 mlの湯を加えるとし，結果としてミルクの量は約110 ml（1割増）になると示されていた．新製品にはこのような説明はないが，調乳法を見ると，粉乳13.3gに湯を90 ml加え，出来上がりは100 mlと表示されている．調乳濃度としては，日本式に見れば13.3%となるが，この点が不鮮明である．なお，スプーン1匙は2.7g

表21 育児用粉乳を調乳したときの微量成分 (100 ml 中)

品 名		ドライミルク はぐくみ	レーベンスミルク はいはい	ネオミルク すこやか	ソフトカード ほほえみ	母乳バランス ミルク
ビタミンA	(IU)	195	221	195	238	235
B_1	(mg)	0.05	0.05	0.04	0.04	0.08
B_2	(mg)	0.09	0.09	0.09	0.08	0.1
B_6	(mg)	0.04	0.04	0.05	0.04	0.04
B_{12}	(μg)	0.20	0.13	0.13	0.28	0.2
C	(mg)	6.5	6.5	6.2	6.3	5.8
D	(IU)	46	46	48.1	51.8	42
E	(IU)	1.3	0.52	0.52	0.84	1.0
K	(μg)	3.3	1.7	2.34	3.5	3.2
リノール酸	(g)	0.43	0.43	0.59	0.49	0.42
α-リノレン酸	(g)	0.05	0.05	0.07	0.06	
γ-リノレン酸	(g)			1.82		
アラキドン酸					3.4	
ナイアシン	(mg)	0.46	0.65	0.65	0.84	0.55
葉酸	(mg)	0.013	0.065	0.065	0.014	0.053
パントテン酸	(mg)	0.39	0.26	0.26	0.28	0.2
β-カロチン	(μg)	5.9		5.2	9.8	24.0
ビオチン		(0.75)	(0.39)			0.92
カルシウム	(mg)	49	55	46	53	45
リン	(mg)	27	31	26	29	28
ナトリウム	(mg)	18	18	20	20	15
カリウム	(mg)	62	61	65	69	57
塩素	(mg)	40	42	40	43	39
マグネシウム	(mg)	5.9	5.2	4.8	5.6	4.7
マンガン	(mg)	3.4	(4)	3.9	9.8	(4.6)
鉄	(mg)	0.8	0.9	0.8	0.8	0.9
亜鉛	(mg)	0.35	0.34	0.34	0.39	0.37
銅	(μg)	42	40	41	45	0.05 mg
セレン	(μg)	0.91			1.0	
ヨウ素	(μg)	(2.6)	(3)	(3.6)		11.4
シスチン	(mg)	26	26	30	25	28
タウリン	(mg)	2.6	3.3	4.6	3.8	3.8
アルギニン	(mg)	46	46	53	49	
リン脂質	(mg)	30	26	24	28	
ドコサヘキサエン酸	(mg)	9.1	10	9.1	14.0	
オリゴ糖	(g)		0.3	0.16		
コリン	(mg)	5.2	(13)	6.5	(5.6)	
カルニチン	(mg)	(2.3)	(14.3)	(2.3)	2.1	
ヌクレオチド	(mg)			0.8		2.5
コレステロール	(mg)				9.8	8.5
ラクチュロース	(mg)	65				
ラフィノース	(mg)	65				
スフィンゴミエリン	(mg)	6.5				
シアル酸	(mg)			27		
イノシトール	(mg)	4.6	(7.2)			
ガングリオシドGM3	(mg)			0.17		

表 22　育児用粉乳を調乳したときの成分組成（g/100 ml）

品　名	調乳濃度	蛋白質	脂　質	炭水化物	灰　分	エネルギー(kcal)
ドライミルクはぐくみ	13%	1.60	3.51	7.24	0.30	67
レーベンスミルクはいはい	13%	1.61	3.60	7.16	0.31	67
ネオミルクすこやか	13%	1.60	3.61	7.14	0.29	67
ソフトカードほほえみ	14%	1.64	3.51	7.22	0.29	67
母乳バランスミルク	12.7%	1.52	3.56	7.10	0.27	67

今村榮一著：新・育児栄養学．2002年（日本小児医事出版社）

で，出来上がり量は20 ml と示されている。調乳した時の成分は表22の通りである。

　調乳した時の成分組成を100 ml についてみると，蛋白質は1.5～1.6 g，脂肪は3.5～3.6 g，糖質は7～8 g（乳糖として約7 g），灰分は0.3 g であり，エネルギーは67～70 kcal である。

e）授乳法

(1)飲ませ方

①1回分を調乳したら，体温より少し高めまで冷やして，直ちに授乳する。温度は高めを好む
　 こともあるし，3～4ヵ月の乳児では暑い時期では低めを好むこともある。
②抱いて乳児の顔を見ながら授乳する。
③空気を飲まないように，哺乳瓶を傾けて，乳首の中にミルクがあるようにする。
④飲み具合を見て，乳首の穴の大きさを考える。中休みをする乳児では，しばらく待ってみる。
⑤授乳が終わったら，母乳の時と同じように，縦に抱いて空気をはかせる。

(2)授乳回数と授乳間隔

　授乳回数は月齢が少ないほど多いが，発育状況や食欲などにより，個人差がある。新生児は3時間ごとであるが，段々と授乳間隔は夜間が昼間より長くなる。午前は3時間おき，午後は4時間おきになるということもあるし，日中は2～2時間半ごとに飲む子もいる。毎日同じようで，1日の授乳量が大きく変わらなければ良い。

　おおよその目安としては，0ヵ月では2～2時間半おきで8～7回，1～3ヵ月では3時間おきで6回，4～5ヵ月では4時間おきで5回となる。1回の授乳量が多いと，3ヵ月頃で1日5回となる。

(3)哺乳量（授乳量）

　育児用粉乳の成分が変更され，成分濃度が母乳に近づいたことにより，母乳の場合と同様に人工栄養でも自律授乳が導入されている。すなわち，乳児が好むように飲ませて良い。しかし飲む量には個人差があり，同一の乳児でも毎回同じ量を飲んでいるわけではない。乳児が満足し，発育が良ければ，あまり量にこだわることはない。問題となるのは，1～2ヵ月頃である。この頃までは食欲中枢のコントロールが未熟なため，乳児によっては栄養上必要となる以上に

飲むことがある。極端に多い場合には授乳の中休みをするとか乳首の穴を小さくするなどする。1回の哺乳量は生後1ヵ月で100〜120 ml，2ヵ月で140 ml，3ヵ月で160 ml位，5ヵ月頃で200 mlを5回がおおよその目安である。5ヵ月で240 mlを1日4回という赤ちゃんもいる。哺乳量は個人差があり異なる。体重増加も個人差があるので，機嫌が良く，体重増加も正常範囲なら哺乳量にあまりこだわらない方が良い。

自律授乳にしてみると，1日の哺乳量（授乳量）は生後1〜2ヵ月頃多く，その後はむしろ減少する傾向があることが認められている。

3．混合栄養

母乳の他にミルクを加えて乳児栄養を行うことを混合栄養という

a）混合栄養の適応

混合栄養は次の場合に行われる。

(1)母乳不足

母乳だけで1日を通して栄養するだけ，母乳の量が少ない時。または1回の母乳の量が十分でないのでミルクを足す時。

(2)母親の就業

母親が職業を持ち，家にいない時間がある時に不在の間ミルクを与える。

b）母乳不足の診断

母乳栄養の項でも記載したが，次のような状態の時に母乳不足が疑われる。

①いつまでも母乳を吸っていて，乳房を放さない：長く吸っていても母乳は多く出るものではない。30分も吸っている時は，母乳が良く出ないためである。

②授乳間隔が狭まる：乳房を長時間吸っている割には授乳後1〜1時間半で泣いてミルクを欲しがる。

③今まで多かった便が出なくなる。ただし，1ヵ月頃は腹筋の発達が不十分なため，母乳を多く飲んでいても便が出難いこともある。

④機嫌が悪く，良く眠らない。

⑤体重の増加が悪い。体重の増加をみるには，1週間の間隔で体重を比較する。

母乳の量が不足と思われた時は，哺乳量を測定する。しかし1回だけでは不確実である。

c）混合栄養のやり方

混合栄養を行う場合も原則として，なるべく母乳を吸わせる機会を多くして，母乳分泌に刺

激を与えるようにする。しかしお母さんの状態や赤ちゃんの状態により，午前中は主に母乳にしたり，午後は人工にしたりなど赤ちゃんにより方法は必ずしも一定しない。

(1) 1回の母乳量が不十分な場合

母乳を吸わせた後，ミルクを飲ませる。母乳は出そうもないのに長く吸わせても無駄である。3ヵ月頃になると，母乳は吸うがミルクは嫌がることがある。こういう場合は，一定量のミルクを先に飲ませてから母乳を吸わせるのもやむを得ない。しかしミルク嫌いが確実ならば，強制しないのが良い。眠いときはミルクを飲む赤ちゃんもいる。

(2) 1回授乳を休むと母乳が溜まる場合

夕方になって，母親が疲れると，1回授乳を抜かさないと母乳が溜まらないことがある。母乳は吸われると刺激で分泌が促進されるから，吸わせてみるのが良いが，どうしても不足ならば，母乳とミルクを1回おきに飲ませる。母乳不足でしかも哺乳瓶で飲まない赤ちゃんがいる。このような時は，粉ミルクを無理に強制しないでスプーンで飲ませるか，離乳食を勧めるようにする。

d) 母親の就業

出勤している間はミルクで栄養することになる。出勤前と帰宅後は母乳を飲ませるが，なるべくその回数を多くする。

勤務している間，授乳時間になったら母乳を搾っておく。溜めたままにしておくと，母乳の分泌が段々悪くなっていく。また乳腺がしこって痛むこともある。

出産後2ヵ月頃から出勤しようとする場合に，ミルクに慣らしておこうと，母乳が多く出るのに早くからミルクを飲ませるのは意味がない。出勤2〜3日前からミルクを与えて，母子共に慣れておくと良い。2ヵ月前では慣れるということはなく，急にミルクを与えても飲む。新生児の頃から慣れさせておいても，2〜3ヵ月頃になるとミルク嫌いが起こることがある

4．離　乳

a) 離乳の意義・必要性

離乳の意義として次のことがあげられる。5〜6ヵ月頃になると，ミルクのみでは栄養素が不足するので，ミルク以外の食品を与えるということと，幼児食に移行するために，食物の咀嚼，嚥下機能をつけ，多くの種類の食品に慣らすことがあげられる。以前はミルク以外の栄養素の補給が主として考えられていたが，現在の人工栄養ではフォローアップミルクを含めて必要量与えれば必ずしも栄養は不足しない。したがって現在ではいろいろな種類の食品に慣れ，咀嚼能力を養うことの方がより意味があるといえる。しかしながら現在においても母乳だけで

健康に赤ちゃんが育てられるのはせいぜい5〜6ヵ月頃までであることは確かである。

b) 離乳基本案

牛乳を食糧としてきた欧米には，離乳という明確な考えはなく，形のある食品を与えるということであるが，戦前において離乳期に高い死亡率や発育障害などがみられた我が国においては，離乳が特に大きい問題として取り上げられてきた。文部省研究班が「離乳基本案」を昭和33年（1958年）に発表し，次に厚生省研究班が「離乳の基本」を昭和55年（1980年）に発表し，これが現在の離乳の基本的な考えとして参考にされている。

「離乳の基本」では，「離乳は，乳汁の栄養から幼児食に移行する過程である。機能としては，乳汁を吸うことから，食物をかみつぶして飲み込むことへと発達していく過程である。この間に食品の量や種類が多くなり，献立や調理の形態が変化していく」とされている。

離乳の基本は乳児の咀嚼機能と消化力に適合した食物を与えていくことである。いくら栄養があるからといって乳児の消化力に適合しない食物を与えてはいけない。また硬さや調理法は咀嚼機能に合ったものを与える。このように生理機能を基本として，離乳の食品を選び，種類や量を増やし，それに応じた献立や調理を進めていく。

c) 咀嚼機能の発達（表24）

咀嚼の発達については二木[32]の研究によれば次のようにまとめられる。

咀嚼発達は哺乳期の吸啜運動の舌の動きからスタートすると考えられる。哺乳は吸引（吸引型）と舌などによる乳の圧出（咬合型）により行われるが，この場合の舌の前後運動が咀嚼運動へとつながる。この時には舌は前後運動にしか動かないがその後，後述のように上下，左右運動へと発達することが，咀嚼発達の最も重要な要因である。

離乳開始でどろどろ状の離乳食が入ると，これを上述した舌の前後運動で咽頭まで運び，口唇を閉じてごくんと飲みこむことを学習する（「口唇食べ」）。この口唇を閉じることが出来るようになることがきわめて重要で，咀嚼発達のスタートとなる。それまでは口唇は半開きで閉じることができない。したがって離乳食がダラダラとこぼれ出てしまう。

次いで舌の上下運動が可能となり舌と上顎でつぶして食べる（「舌食べ」）。さらに舌が左右に動くようになり離乳食を歯茎の下に運んで歯茎でつぶすことを学習する（「歯茎食べ」）。そして乳臼歯が生えればこれでかんで食べるようになる（「乳歯食べ」）。

以上のように咀嚼発達は必ず「口唇食べ」から「舌食べ」，そこから「歯茎食べ」そして「乳歯食べ」の順で発達するが，この発達には「どろどろ状」から「舌でつぶせる硬さ」そして「歯茎でつぶせる硬さ」の離乳食を順序正しく進めることが必要である。またこの過程は従来慣用されているいわゆる，離乳初期，中期，後期にそれぞれ相当すると考えて良い。咀嚼機能の発達については二木の表26を見るとわかりやすい。

表23 咀嚼発達過程

月　齢	哺　乳　期 (0〜5ヵ月)	離　乳　初　期 (5〜6ヵ月)	離　乳　中　期 (7〜8ヵ月)	離　乳　後　期 (9〜11ヵ月)	離　乳　完　了 (満1〜3歳)
特　徴	チュッチュ舌飲み期	ゴックン口唇食べ期	モグモグ舌食べ期	カミカミ歯ぐき食べ期	カチカチ歯食べ期
運　動　機　能 (主な動き)	・哺乳反射 ・舌の前後運動	・口唇を閉じて飲み込む ・舌の前後運動に顎の連動運動	・口唇しっかり閉じたまま顎の上下運動 ・舌の上下運動 ・顎の上下運動	・口唇しっかり閉じ咀嚼運動 ・舌の左右運動 ・顎の左右運動	・咀嚼運動の完成
咀　嚼　能　力	・咬合型吸啜 ・液体を飲める	ドロドロのものを飲み込める	数回モグモグして舌で押しつぶし咀嚼する	歯ぐきで咀嚼する	歯が生えるに従い咀嚼運動が完成する
調　理　形　態	液　体	ドロドロ	舌でつぶせるかたさ	歯ぐきでつぶせるかたさ	乳歯でかみつぶせるくらいのかたさ
1回摂取量 (穀類:野菜: 蛋白質 =100:40:30)	ミルク150〜200ml	離　乳　食 10〜80g	離　乳　食 80〜150g	離　乳　食 150〜200g	幼　児　食 200〜300g
くちびると舌の動きの特徴	吸飲型　咬合型遊び飲み ・半開き,舌突出 ・舌の前後運動	・口唇閉じて飲む ・舌の前後運動	・左右同時に伸縮 ・舌の上下運動	・片側に交互に伸縮 ・舌の左右運動	
口　唇	半開き(舌を出す)	上唇の形変わらず下唇が内側に入る	上下唇がしっかり閉じて薄く見える	上下唇がねじれながら協調する	意識的に自由に形が変えられる
口　角(口　裂)	三角形(への字期)	あまり動かない (への字→水平)	左右の口角が同時に伸縮する (ほぼ水平)	咀嚼側の口角が縮む(片側に交互に伸縮) (水平期)	咀嚼側の口角が縮む (水平〜U字期)
顎	前後(上下)飲み	上下飲み	上下が主,時に左右	上下左右	自由に動く

表 24 離乳食の進め方の目安

区分			離乳初期	離乳中期	離乳後期	離乳完了期
月齢（カ月）			5～6	7～8	9～11	12～15
回数	離乳食（回）		1→2	2	3	3
	母乳・育児用ミルク（回）		4→3	3	2	牛乳やミルクを1日300 ml→400 ml
調理形態			ドロドロ状	舌でつぶせる固さ	歯ぐきでつぶせる固さ	歯ぐきで嚙める固さ
一回当たりの量	I	穀類（g）	つぶしがゆ 30→40	全がゆ 50→80	全がゆ (90→100)→軟飯80	軟飯90 →御飯80
	II	卵（個）	卵黄 2/3 以下	卵黄→全卵 1→1/2	全卵 1/2	全卵 1/2→2/3
		または豆腐（g）	25	40→50	50	50→55
		または乳製品（g）	55	85→100	100	100→120
		または魚（g）	5→10	13→15	15	15→18
		または肉（g）	—	10→15	18	18→20
	III	野菜・果物（g）	15→20	25	30→40	40→50
調理用油脂・砂糖（g）			各0→1	各2→2.5	各3	各4

注：
- 付表に示す食品の量などは目安である。なお、表中の矢印は当該期間中の初めから終わりへの変化（例えば、離乳初期の離乳食1→2は5カ月では1回、6カ月では2回）を示す。
- 離乳の進行状況に応じた適切なベビーフードを利用することもできる。
- たんぱく質性食品は、卵、豆腐、乳製品、魚、肉等を1回に1～2品使用するが離乳食後期以降は、鉄を多く含む食品を加えたり、鉄強化のベビーフードを使用する、調理用乳製品の代わりに育児用ミルクを使用するなどの工夫が望ましい。
- 離乳初期には固ゆでにした卵の卵黄を用いる。卵アレルギーとして医師の指示のあった場合には、卵以外のたんぱく質性食品を代替する。くわしくは医師と相談する。
- はちみつは乳児ボツリヌス症予防のため満1歳までは使わない。
- そば、さば、いか、たこ、えび、かに、貝類等は、離乳初期・中期には控える。
- 夏期には、水分の補給に配慮する。また、果汁やスープ等を適宜に与える。

（厚生省改定「離乳食の基本」平成7年12月より）

d) 離乳の実際

(1) 離乳準備

ミルク以外の味に慣らさせることと、スプーンで飲むことに慣らすために行われる。一般に果汁が与えられているが、必ずしも果汁でなくても良い。以前牛乳で人工栄養を行っていた頃は、ビタミンCの補給に果汁が必要であった。しかし現在は育児用粉乳にビタミンは添加されているし、普通の母乳中にはビタミンCが十分含まれているので、果汁からビタミンCを補う必要はなくなった。

離乳準備では味とスプーンに慣れさせるためであるから哺乳瓶でなく、スプーンを使うと良い。果汁以外に野菜スープも良い。果汁は最初から薄めて使用する。

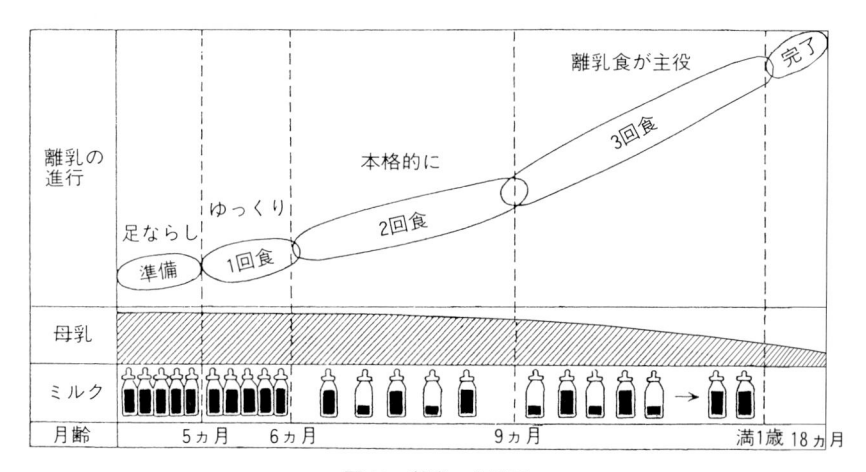

図31 離乳の経過[28]

(2)離乳のスケジュール

　離乳は思いつきで行うのではなく，一定の経過に沿って進められるものである。そして開始・進行・完了には，それぞれ条件（約束）が定められている。

　一般的には，離乳は満5ヵ月から始めて，満1歳に至る頃までに完了する。つまり7ヵ月の経過をとる。その中で，離乳食の回数，種類，量などを変化していく。これをそれぞれの乳児に当てはめて，個人別のスケジュールを作る。

(3)離乳の目安（表24）

　離乳食をいつ開始してよいかは大体の目安であるが，個人により異なる。乳児が食物を飲み込み，口の中でつぶすという機能が発達した段階で開始するのがよい。体重がどれくらいになったからとか，ミルクを飲まないから離乳を始めるというのは正しくない。4～5ヵ月頃になり，親が食べていると赤ちゃんが口をもぐもぐし，欲しそうな動作をしドロドロのものを与えると口の中でつぶし，飲み込めるようになった時に開始する。欲しがっても上手くつぶせなかったり，飲み込めないうちは少し待って開始した方がよい。

　全体としてみると，満5ヵ月で離乳を開始するが，始めて約1ヵ月間は離乳食は1日1回で，栄養よりも慣れさせる時期である。次の6～7～8ヵ月は，離乳食は1日2回となり，離乳食から栄養をとるように献立や量を考える。9ヵ月になると離乳食は1日3回とし，離乳食が栄養の主役となり，母乳やミルクの量は減っていく。母乳はそれまでに中止されていることもある。そして12～15ヵ月を目標として離乳を完了させる。離乳の目安として，表24を参考にするとわかりやすい。

(4)離乳食の区分

　離乳食を前期（初期）・中期・後期などと区分することがあるが，それに相当する月数は一定していない。そこで以下の説明は，開始・1回食の時期・2回食の時期・3回食の時期・完

表25 離乳期の咀嚼発達評価

口に入った食物をどのように動かして食べていますか	評 価 法
① 口を開けてアグアグしたり舌で押し出すようにして食べる	口唇食べ 前期
② 口唇を軽く閉じて余り動かさないですぐ飲み込む	口唇食べ 後期
③ 口唇をしっかり閉じて2～3秒モグモグして飲み込む（注：舌でつぶしている。口角は左右水平に伸び縮みする）	舌 食 べ
④ 食べる時口唇がねじれたり，口角（口唇の端）が片側によじれたりすることがある。または片側の頬を膨らませてモグモグ食べることがある（注：その側の歯ぐきでつぶしている）	歯ぐき食べ 前期
⑤ ④の食べ方をすることが多い。または口に入った物を右や左に動かしたり（頬も膨らむ）口をすぼめたりしてカミカミ食べることができる	歯ぐき食べ 後期
⑥ ④の食べ方が普通になっている	乳歯食べ（咀嚼基本完成）

（二木 武：乳幼児の咀嚼発達についての問題点．小児科31：51-60，1990）

了に分けることにする。これを先ほどの咀嚼機能と対比させると，離乳前期，口唇食べ期（5～6ヵ月），中期，舌食べ期（7～8ヵ月），後期，歯茎食べ期（9～11ヵ月），完了，歯食べ期（1歳以後）となる。

(5)**離乳食の咀嚼機能の評価**（表25）

離乳をどのように進めていったらよいかの判断に，乳児の咀嚼機能の評価が大切である。これの発達によって離乳食を進めていく。咀嚼機能の評価については二木の評価表（表26）が参考になるのでここに掲載しておく。

(6)**食事習慣**

離乳食は1日のうちの決まった時間に，一定の場所で食べさせるようにする。こうすることによって食事の習慣が始まり，日課も決まってくる。そしてこれが幼児期の食事習慣の確立につながると言われている。

(7)**離乳の完了**

離乳の完了は形がある食物をかみつぶすことが出来るようになり，栄養源の大部分が乳汁以外の食物から摂取されるようになった時をいう。食事は1日3回と間食（おやつ）となり，母乳は止め，牛乳またはフォローアップミルクを1日400ml程度与える。以前は満1歳頃までに完了するとなっていたが母子手帳改正（平成13年度）より1歳6カ月までに完了すると改められた。

e) **離乳遅延の害**

離乳が遅れると健康上や生活上に次のようないくつかの支障が生じる。
①母乳栄養では，鉄不足のため貧血を生じ，蛋白質も不足するので，筋肉の発達が悪くなったり，体重増加が不良になったりする。
②人工栄養の場合は，鉄やビタミンが粉乳に添加してあるが，母乳と同様に水分量が多いから，

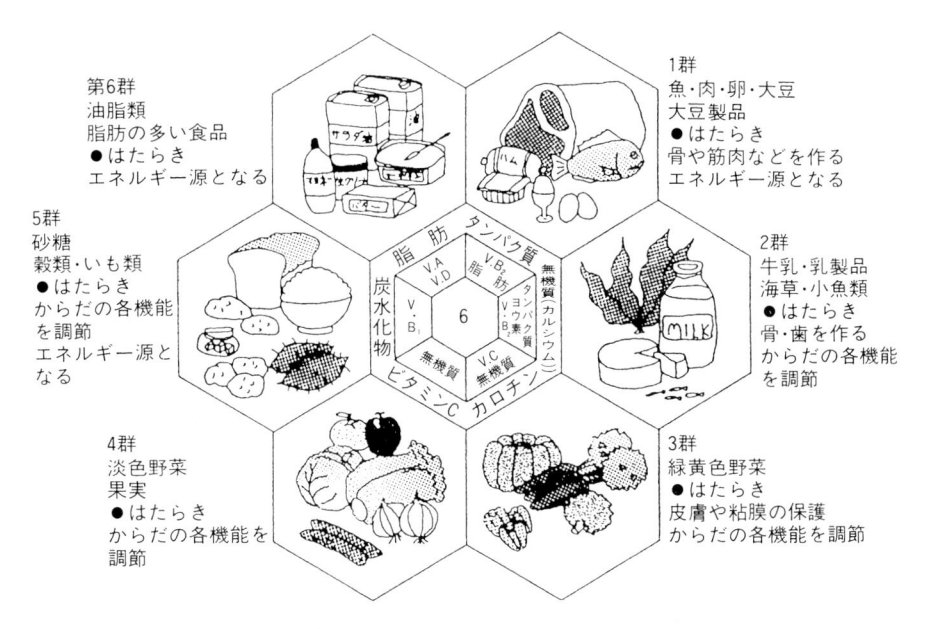

図32 6つの基礎食品とその働き

表26 フォローアップミルクの成分組成 (g/100 g) (1989年)

品　　名	使用開始	蛋白質	脂　肪	糖　質	灰　分	水　分	エネルギー(kcal)
ステップ-ハイ	9ヵ月	18.5	21.0	53.5	4.2	2.8	477
ワコちゃん	9ヵ月	18.5	23.4	51.3	4.3	2.5	490
LFチル・ミル	6ヵ月	16.5	20.0	56.8	3.7	3.0	473
つよいこ	6ヵ月	17.2	20.0	56.6	3.7	2.5	475
フォロー6	6ヵ月	16.0	21.0	57.0	3.5	2.5	481

表27 調乳したときの成分組成 (g/100 ml) (1989年)

品　　名	使用開始	調乳濃度	蛋白質	脂　肪	炭水化物	灰　分	エネルギー(kcal)
ステップ-ハイ	9ヵ月	13.6 %	2.5	2.9	7.3	0.6	65
ワコちゃん	9ヵ月	13 %	2.4	3.0	6.7	0.6	64
LFチル・ミル	6ヵ月	14 %	2.3	2.8	8.0	0.5	66
つよいこ	6ヵ月	14 %	2.4	2.8	7.9	0.5	67
フォロー6	6ヵ月	13.6 %	2.2	2.9	7.8	0.5	65*

＊ 調乳方法が国産品と違うので，計算値と一致しない。

　　たとえ体重は増加してもブヨブヨした感じとなる。
③適当な時期に離乳食に慣らしておかないと，母乳以外のものを食べたがらなくなる。また，かむことが上手くできない。
④栄養のバランスがとれないと，病気に対する抵抗力が衰える。

表 28　微量成分（100 ml 中）　　　　　　　　＊表示では 0.59

		ステップ-ハイ（明治）	ワコちゃん（和光堂）	LF チル・ミル（森永）	つよいこ（雪印）	フォロー 6（ワイス）
ビタミン A	(IU)	177	169	168	168	218
B_1	(mg)	0.05	0.05	0.06	0.04	0.08
B_2	(mg)	0.14	0.10	0.08	0.11	0.1
B_6	(mg)	0.04	0.05	0.04	0.06	0.04
B_{12}	(μg)	0.27	0.13	0.28	0.14	0.12
C	(mg)	6.8	6.5	7.0	7.0	6.8
D	(IU)	41	43	56	42	45
E	(IU)	0.8 (mg)	0.4	0.7	0.7	1.0
リノール酸	(g)	0.41	0.39	0.46	0.42	0.31
リノレン酸	(g)	0.04			0.04	
ナイアシン	(mg)	0.82	0.39	0.98	0.70	0.58*
葉酸	(mg)	0.03	0.01	0.01	0.01	5.7 (μg)
パントテン酸	(mg)	0.27	0.13	0.28	0.28	0.2
カルシウム	(mg)	95	100	78	70	85
リン	(mg)	53	60	42	49	48
ナトリウム	(mg)	31	34	32	35	28
塩素	(mg)	73		76		60
カリウム	(mg)	110		106	112	85
マグネシウム	(mg)	6.8		7.7		7.0
鉄	(mg)	1.0	0.9	1.0	1.0	1.0
オリゴ糖	(mg)				140	
リン脂質	(mg)			29		
ラクチュロース	(mg)			63		
ラクトフェリン	(mg)			6.3		

⑤離乳は食生活の形をつくる基になるが，その習慣がつけ難くなる。

f）離乳食の食品

　離乳期の食品（図 32）として穀類，いも類，卵，豆類，魚類，肉類，乳製品，野菜，果物，海藻，油脂などがある。これらを一般の育児書にしたがって赤ちゃんの咀嚼機能にあった調理法でまんべんなく与えるようにする。

　市販の離乳食品であるベビーフードは乾燥製品や裏ごしの瓶詰製品は離乳を開始する時に使用すると便利である。レバーは後までも用いられる。ジュニア製品は家庭で調理した離乳食と合わせて用いるとよいが，離乳食を食べるようになると，1 食に 1/2 個分から 1 個分を食べるようになる。瓶詰はふたを開けた後は冷蔵庫に保存しても 2 日以内に使用する。

　製品の質が向上した現在，離乳食は何が何でも母親が作るという考えは納得できない。育児に余裕を持たせるため，市販の離乳食品を適当に使用した方がスマートである。

g）フォローアップミルク（表 26, 27, 28）

　人工栄養から離乳に入った時，育児用粉乳をいつ牛乳に切り替えるかが問題となることがある。牛乳は粉ミルクのように蛋白質や脂肪の加工や置換が行われていないし，鉄やビタミンも不足している。一般に離乳食によりこれらの不足の栄養素が補われるようになれば，牛乳に切り換えて良い。その時期は離乳食が 3 回与えられる 9 ヵ月以後が適当とされている。しかし，母親の勤め，その他の理由で必ずしも離乳食によって栄養が補えないことがある。そこで育児用粉乳よりも加工の過程を簡単にし，蛋白質，カルシウム，ビタミンなどを補って作られたのが離乳食期，幼児期用粉乳，すなわちフォローアップミルクである。すなわち我が国においてはフォローアップミルクは牛乳代替品として製造されたものである。したがって原則としてはフォローアップミルクは 3 回離乳食がいく 9 ヵ月以後に与えられるべきものである。

　現在，6 ヵ月から使用されるフォロー 6（ワイス）が市販されているが，我が国では 6 ヵ月から無理にフォロー 6 を使用する理由はない。従来の育児用粉乳で十分である。

　現在，フォローアップミルクはステップ-ハイ（明治），ワコちゃん（和光堂），LF チル・ミル（森永），つよいこ（雪印），フォロー 6（ワイス）の 5 製品が市販されている。その成分と調乳した時の成分は表 27～29 の通りである。

附

栄養所要量（表 29, 31）

　日本人の栄養所要量（第五次改訂厚生省 1999 年）に示すようである。乳児では，月齢区分で 1 日の栄養所要量を出すと，個人差が無視されるので，エネルギーと蛋白質の所要量は体重 1 kg 当たりで示される。月齢区分は 0～2 ヵ月未満，2～6 ヵ月未満，6～12 ヵ月未満の 3 期とされる。なお，乳児の栄養所要量は第三次改訂と同じである。

表 29　日本人の栄養所要量
成長期および生活活動強度 III（適度）における栄養所要量（厚生省，1999 年）

年齢 （歳）	身長推計基準値 (cm) 男	身長推計基準値 (cm) 女	体重推計基準値 (kg) 男	体重推計基準値 (kg) 女	エネルギー 生活活動強度 (kcal) 男	エネルギー 生活活動強度 (kcal) 女	蛋白質 (g) 男	蛋白質 (g) 女	脂肪エネルギー比率 (%)	Ca (mg) 男	Ca (mg) 女	鉄 (mg) 男	鉄 (mg) 女
0～（月）	61.7		6.4		110～120/kg		2.6/kg		45	200		6	
6～（月）	70.7		8.5		100/kg		2.7/kg		30～40	500		6	
1～2	83.6		11.5		1,200	1,200	35		25～30	500		7	
3～5	102.3		16.4		1,550	1,500	45		25～30	500		8	
6～8	121.9	120.8	24.6	23.9	1,900	1,700	60	55	25～30	600	600	9	9
9～11	139.0	138.4	34.6	33.8	2,250	2,050	75	65	25～30	700	700	10	10*1
12～14	158.3	153.4	47.9	45.3	2,550	2,300	85	70	25～30	900	700	12	12
15～17	169.3	157.8	59.8	51.4	2,750	2,200	80	65	25～30	800	700	12	12
18～29	171.3	158.1	64.7	51.2	2,650	2,050	70	55	20～25	700	600	10	12
30～49	169.1	156.0	67.0	54.2	2,550	2,000	70	55	20～25	600	600	10	12*2
50～69	163.9	151.4	62.5	53.8	2,300	1,900	65	55	20～25	600	600	10	12*2
70 以上	159.4	145.6	56.7	48.7	2,050	1,700	65	55	20～25	600	600	10	10
妊婦					+350		+10		20～30	+300		+8	
授乳婦					+600		+20		20～30	+500		+8*3	

*1 11 歳女子は 12 mg/日　　*2 閉経後 10 mg/日　　*3 分娩後 6 か月間

年齢 （歳）	ビタミンA (μgRE*4) 男	ビタミンA (μgRE*4) 女	ビタミンB1 (mg) 男	ビタミンB1 (mg) 女	ビタミンB2 (mg) 男	ビタミンB2 (mg) 女	ナイアシン (mgNE*5) 男	ナイアシン (mgNE*5) 女	ビタミンC (mg)	ビタミンD (μg)
0～（月）	300(1,000 IU)		0.2		0.2		2*6		40	10　(400 IU)
6～（月）	300(1,000 IU)		0.3		0.3		4		40	10　(400 IU)
1～2	300(1,000 IU)		0.5		0.6		8		45	10　(400 IU)
3～5	300(1,000 IU)		0.6		0.8		9		50	10　(400 IU)
6～8	350(1,200 IU)	350(1,200 IU)	0.8	0.7	1.0	0.8	12	10	60	2.5(100 IU)
9～11	450(1,500 IU)	450(1,500 IU)	1.0	0.8	1.1	1.0	14	13	70	2.5(100 IU)
12～14	600(2,000 IU)	540(1,800 IU)	1.1	1.0	1.2	1.1	16	14	80	2.5(100 IU)
15～17	600(2,000 IU)	540(1,800 IU)	1.2	1.0	1.3	1.1	17	14	90	2.5(100 IU)
18～29	600(2,000 IU)	540(1,800 IU)	1.1	0.8	1.2	1.0	17	13	100	2.5(100 IU)
30～49	600(2,000 IU)	540(1,800 IU)	1.1	0.8	1.2	1.0	16	13	100	2.5(100 IU)
50～69	600(2,000 IU)	540(1,800 IU)	1.1	0.8	1.2	1.0	16	13	100	2.5(100 IU)
70 以上	600(2,000 IU)	540(1,800 IU)	1.1	0.8	1.2	1.0	16	13	100	2.5(100 IU)
妊婦	+60(200 IU)		+0.1		+0.2		+2		+10	+5　(200 IU)
授乳婦	+300(1,000 IU)		+0.3		+0.3		+4		+40	+5　(200 IU)

*4 RE：レチノール当量　　*5 NE：ナイアシン当量　　*6 単位 mg

表30 各年代における水分栄養所要量

	新生児	乳児	幼時	学童	成人
水分(ml/kg/日)	80〜100	120〜150	100〜120	60〜80	40〜50
エネルギー(kcal/kg/日)	120	100〜120	80〜90	60〜70	30〜40
蛋白質(g/kg/日)	2.5	2.5〜3.5	2.5〜3.0	2.0〜2.5	1〜1.2
(%)	10	10〜15	10〜15	10〜15	10〜15
脂質(g/kg/日)	5〜7	3〜6	2〜3	1.5〜2.5	0.6〜1.1
(%)	40〜50	30〜45	25〜30	25〜30	20〜25
糖質(g/kg/日)	11〜15	10〜18	10〜15	8〜12	4〜6
(%)	40〜60	40〜60	50〜65	50〜65	50〜65

表31 日本人の栄養所要量(幼児期)

年齢(歳)		1〜2	3〜5	年齢(歳)	1〜2	3〜5
エネルギー(kcal)	男	1,200	1,550	パントテン酸(mg)	2.4	3
	女	1,200	1,500	ビタミンC(mg)	45	50
脂肪エネルギー比率(%)		25〜30		カルシウム(mg)	500	500
たんぱく質(g)		35	45	鉄(mg)	7	8
ビタミンA(IU)		1,000	1,000	リン(mg)	600	700
ビタミンD(IU)		400	400	マグネシウム(mg)	60	80
ビタミンE(mg α-TE)		5	6	カリウム(mg)	900	1,100
ビタミンK(μg)		15	20	銅(mg)	0.8	1.0
ビタミンB_1(mg)		0.5	0.6	ヨウ素(μg)	70	80
ビタミンB_2(mg)		0.6	0.8	マンガン(mg)	1.8	2.5
ナイアシン(mg当量)		8	9	セレン(μg)	25	35
ビタミンB_6(mg)		0.5	0.6	亜鉛(μg)	5	6
葉酸(μg)		70	80	クロム(μg)	16	20
ビタミンB_{12}(μg)		0.8	0.9	モリブデン(μg)	6	8
ビオチン(μg)		8	10			

XI. 予防接種[33,34]

　予防接種は伝染病の罹患と蔓延を防止するため，人為的に能動免疫を付けるためにワクチン（抗原）を投与するものである。ワクチンの種類は，不活化ワクチン（百日咳，日本脳炎，コレラ，インフルエンザ），トキソイド（ジフテリア，破傷風），弱毒化生ワクチン（結核＝BCG，麻疹，ポリオ，風疹，流行性耳下腺炎，種痘，水痘）に分けられる。生ワクチン，不活化ワクチンという時は不活化ワクチンにトキソイドも含まれる。

　予防接種法で，接種を行うべき疾患として7種（表32）を指定している。この他，特に必要と認めた場合に厚生大臣が定める疾病を挙げている。これらの予防接種は，定期または臨時接種に分けられ，それぞれ一定の年齢，期間内に行われる。この他に結核予防法によってBCGが接種される。現在の接種期間，接種方法を表32に示す。

1. 予防接種の考え方

a) 集団防衛から個人防衛へ

　かつて種痘，ペストやコレラが世界的に流行し，何万人もの人間が死亡した時代は，予防接種は人々の恐怖の対象であり，ペストや種痘にかからない唯一の方法であった。国の立場よりすると，国民全体が予防接種を受け，国全体で免疫の壁を作り，そうした疾病が侵入し流行することを防ごうと考えていた時代であった。すなわち集団防衛の考えであった。「お国のために予防接種を受けなさい」「社会みんなのために予防接種をするのは国民の義務である」と言われ，みんな死ぬよりは良いだろうと言うことでこれにしたがった時代であった。予防接種の普及，社会衛生環境の改善，抗生物質の進歩，子供全体の栄養状態の改善により，種痘，ペストやコレラは我が国では絶滅し，子供の死亡率は大幅に改善された。

　死亡率が低下するにつれ，ジフテリア，結核，百日咳，麻疹，流行性耳下腺炎（ムンプス），風疹，水痘などの子供に流行する細菌性，ウイルス性疾患が問題となってきた。麻疹に罹患すると500～600人に1人の割合で脳炎となり，その1/3は神経学的後遺症を残し，麻疹に罹患した子供の10～20％は肺炎に罹患し，毎年沢山の子供が麻疹で死亡した時代であった。おたふくになると2～3％は髄膜炎となり入院した時代である。

　抗生物質の普及により，ジフテリア，百日咳などの細菌性感染症がまず減少し，麻疹ワクチン，ムンプスワクチンの接種によりこれらの疾患の発生頻度は著明に減少し，合併症もあまり

表32 定期予防接種の種類と接種対象年齢，回数，間隔

(1)予防接種法

区分	旧制度 接種対象年齢		回数	間隔	新制度 接種対象年齢		回数	間隔
DPT I 期	3月～48月	I 期	3回	3週～8週	3月～90月	★初回接種（旧制度の I 期）の標準は 3～12月	3回	3週～8週
	～66月	II 期（I 期終了後 12 カ月～18 カ月）	1回			★追加接種（旧制度の II 期）は，初回接種終了後 6 カ月以上の間隔をおいて接種（標準は初回接種終了後 12 カ月～18 カ月）	1回	
DT II 期	III 期 12歳に達する日の属する年度		1回		旧制度のIII期で，11歳～12歳（標準は小学校 6 年生）		1回	
ポリオ	3月～48月（標準は 3月～18月）		2回	6週以上	3月～90月（標準は 3月～18月）		2回	6週以上
麻疹	12月～72月（標準は 18月～36月）		1回		12月～90月（標準は 12月～24月）		1回	
風疹					12月～90月（標準は 12月～36月）		1回	
	13歳～15歳の年度 女子のみ		1回		12歳～15歳（標準は中学生）男女共		1回	
日本脳炎	第 I 期 3歳～15歳	初回接種	2回	1週～2週	第 I 期 6月～90月	★初回接種（標準は 3歳）	2回	1週～4週
		追加接種は初回接種後，おおむね1年経過後	1回			★追加接種は初回接種後，おおむね1年経過後（標準は 4歳）	1回	
	第 II 期 第 I 期後 4 年		1回		第 II 期 9歳～12歳（標準は小学校 4 年生）		1回	
	第 III 期 第 II 期後 4 年		1回		第 III 期 14歳～15歳（標準は中学校 2 年生）		1回	

平成 15 年度から小学校 1 年，中学校 1 年のツ反，BCG は中止される。結核予防法の改正により，平成 16 年度より乳児期（生後 6 ヶ月まで）にツ反省略で BCG 接種となる見込みである。この理由として乳児期の一次結核（重症乳児結核）には BCG は有効であるが，学童の成人型結核にはあまり効果がない。また従来の学校検診により発見される結核児童数は実際に発見される児童数の一部に過ぎない。従来の方法は非常に効率が悪い。学校結核対策委員会を設立し教職員健診の完全実施，新規結核感染登録情報などより接触者検診の徹底，有所見者の早期発見をおこなう

　予防接種法の一部改正（平成 13 年）
高齢者を対象としてインフルエンザの予防接種をおこなうため，対象疾患にインフルエンザを追加スル。インフルエンザは，二類疾病に位置付けて追加する。
対象疾病の類型化；現行法の対象疾病は，集団予防目的に比重を置いて予防接種を行うもの。
インフルエンザは，個人予防目的に比重を置いて予防接種を行うもの
努力義務：現行法の対象疾病は，集団予防目的に比重を置いているので努力義務を課している。
二類疾病は個人予防目的に比重を置いて行うので，努力義務を課さない。
健康被害の救済：二類疾病の予防接種は①個人予防目的に比重を置いていること，②努力義務を課さず被接種者の判断に基づいて行うものであり，一般の医療と同様な性格を有すること等から，その救済の水準も，医薬品副作用被害救済・研究振興調査機構法と同程度とする。

問題とならなくなってきた。親達は伝染病の恐ろしさを知らず，子供は特別なことがない限り，大した病気にもならず育つのが当たり前となったのが現在の我が国である。「国のため」「社会のために予防接種を」と言っても理解されるわけはなく，予防接種は自分自身，自分の子供が得をするから，子供のために予防接種を受けなければならない，と考えなければならない時代に変わってきた。すなわち集団防衛から個人防衛への考えの変化である。その証拠には，種痘中止以降，我が国で現在使っている予防接種のすべてが個人防衛のために役立つワクチンである。女子中学生に行われている風疹ワクチンは，将来結婚し，妊娠した時に赤ちゃんが先天性風疹症候群が起こらない先天異常児防止のためのものである。また日本脳炎ワクチンやポリオワクチンは東南アジアに旅行した時にこれらの疾患に罹患しないためのものである。また日本脳炎は人から移る伝染病ではなく，豚の社会のウイルスを蚊が人に刺した時にかかる病気であり，日本脳炎の予防接種を人間に行っても集団防衛の役には立たない。豚全部にしなければならない。ワクチンを受けた人だけが発病を免れる個人防衛専用のワクチンである。麻疹，水痘，百日咳，ジフテリアも子供自身がその疾病に罹患しないためのものである。

　我が国における予防接種の考え方は，集団防衛から個人防衛へと変わってきた。しかしここに法的に問題がある。1976（昭和51）年の予防接種法の改正で正式に制度化されている「予防接種による健康被害救済制度」である。この制度の法的建て前は，あくまでも予防接種は国全体の防衛のために行う集団防衛の接種であり，それによって万一，被害が生じた時に国が補償する考え方である。決して個人防衛，任意接種ではない。法的建て前から言えば，現在でも予防接種は集団防衛ということになっている矛盾がある。

b）個別接種，任意接種へ

　予防接種副反応を減少させるためには個別接種がより望ましい姿であり，予防接種が個人防衛であれば，強制接種でなく任意接種が望ましい姿である。われわれの経験でも自分がよく外来で診ている子供に適当な時期に接種するとほとんど副反応が見られないし，親にとっても好都合である。

　現代は個人防衛のために任意接種が最も好ましいのであるが，「予防接種による健康被害救済制度」は集団接種に適応されるもので，任意接種には適応されない。紛れ込みであろうと否定できないので，予防接種を受けた後で発症したものは救済せねばならない。任意接種にするとこれができない。この辺りに現在の予防接種のジレンマがある。予防接種は子供を流行性感染症から守る有効な手段である。効果も非常にあり，真の副作用は少ないものである。このことを両親や社会に医師は是非知らせて欲しい。予防接種で利益を受けるのは国家ではなく，個人である。

表33 任意の予防接種

種類	接種対象者	回数	間
インフルエンザ	全年齢 特に，保育所，幼稚園，小学校，中学校の児童生徒 高齢者	2回	1〜4週（3〜4週）
おたふくかぜ	1歳以上の未罹患者	1回	
水痘	1歳以上の未罹患者	1回	
B型肝炎	1）母子垂直感染防止 HBe抗原陽性の母親から生まれたHBs抗原陰性の乳児	3回	生後2, 3, 5月
	2）ハイリスク者 医療従事者，腎透析を受けている者など	3回	初回投与1カ月後，6カ月後に2, 3回目の投与

2. 予防接種スケジュール

　我が国における予防接種は予防接種法（昭和26年制定，平成6年10月改正）によって規定されている。すなわち，結核予防法によるBCG，予防接種法定期接種のポリオ，麻疹，風疹，ジフテリア，百日咳，破傷風，日本脳炎と任意のインフルエンザ，おたふくと水痘，B型肝炎である。したがって予防接種の基本的接種スケジュールは予防接種法施行令ならびに施行規則によって定められている。平成15年度より小学校1年生，中学1年生のツ反・BCG接種が中止となる。平成16年度より生後6ヵ月までにツ反を行わずBCG接種のみの施行が行われる予定である。BCG接種は乳児の1次結核（粟粒結核，髄膜炎）には有効だが，小学生・中学生の2次結核には有効ではない理由である。これに変わり学校職員の結核検診の徹底，結核患者並びに接触者の検診や委員会の設置など従来とは別の対策が立てられている。

　小児に対するインフルエンザワクチンの接種はインフルエンザ脳症の問題があり乳幼児に対しても接種されている。1歳以降の接種が一般であるが生後6ヵ月より接種している医師もいる。副反応より効果の点からの意見の相違によるものである。これをまとめると表34，図33のようになる。海外旅行，赴任など育児相談で予防接種の相談を受けることがある。その時にまず行うことが3つある。どの国のどんな所へ行くか，出発まで何日残っているか，どういう種類のワクチンを接種したいかである。世界の予防接種はWHOの推奨する接種方式，すなわちEPI方式で基本接種が行われているので，この方式と本人のワクチン接種状況とどれだけの差があるかによってスケジュールを立てるようにする。その際の大まかな目安は表33，図31の如くである。表34の年齢区分は，この年齢に達して済んでいるべきワクチンという観点からみて頂きたい。また発展途上国へ出かける場合は，ポリオの追加服用をはじめとして，

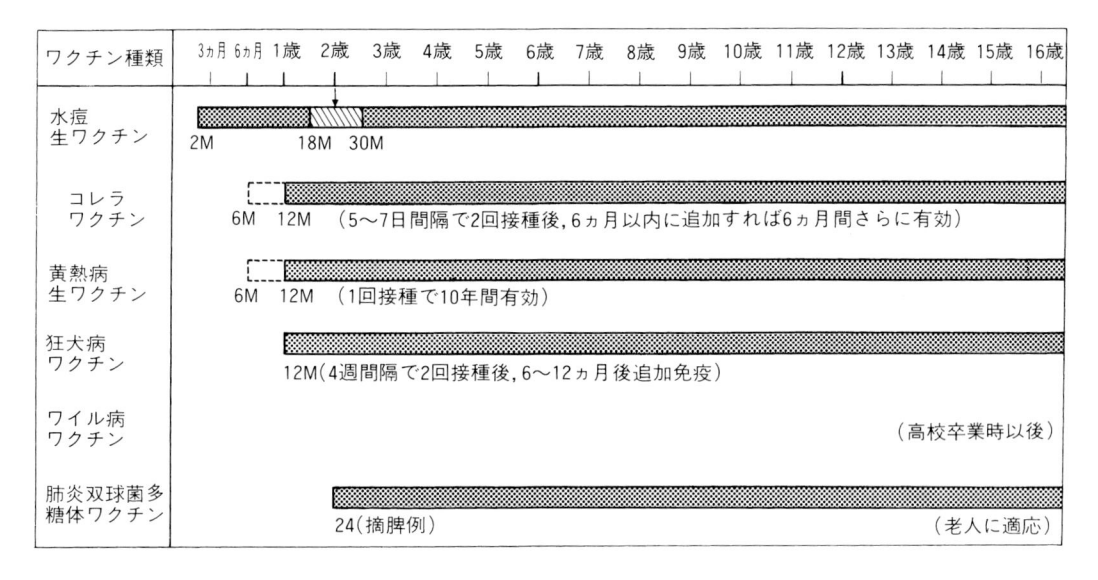

図33 任意に接種する予防接種の接種時期（斜線内は現行のスケジュールの実施期間）

ワクチン種類	接種時期
水痘生ワクチン	2M〜（18M〜30M）
コレラワクチン	6M〜12M〜（5〜7日間隔で2回接種後、6ヵ月以内に追加すれば6ヵ月間さらに有効）
黄熱病生ワクチン	6M〜12M〜（1回接種で10年間有効）
狂犬病ワクチン	12M〜（4週間隔で2回接種後、6〜12ヵ月後追加免疫）
ワイル病ワクチン	（高校卒業時以後）
肺炎双球菌多糖体ワクチン	24（摘脾例）（老人に適応）

（神谷斉：小児科診療 53：2272，1990より）

表34 海外へ出かけるときの予防接種

年齢区分	基本接種 日本方式	基本接種 アメリカ方式	基本接種 EPI方式	補助接種
6ヵ月	BCG ポリオ ① DPT ①②③	ポリオ ①② DPT ①②③	BCG ポリオ ①②③ DPT ①②③	HB ①② 流行性髄膜炎 コレラ ペスト A型肝炎予防
1歳	ポリオ ②		麻疹	HB ③ 黄熱 狂犬病 ①② JE
2歳	麻疹またはMMR DPT ④ （おたふくかぜ） （水痘）	MMR DPT-④ （ポリオ-③） HbCV	DPT-④	狂犬病 ③
6歳（小学校入学前）	JE ①②③ インフルエンザ	ポリオ-④ DPT-⑤ MMR	DPT-⑤	
15歳（中学3年まで）	Td 風疹（中2女子）	Td		
15歳以上				TT

（神谷斉：小児科診療 53：2273，1990より）

黄熱病，B型肝炎，コレラ，狂犬病などを希望される場合が多く，これらのワクチンは補助接種として表33に示した時期に併せて接種することが望ましい。もちろんこの年齢までに接種していない場合は，年齢が幾つであっても危険のある病気については，予防対策としてワクチン接種を行わねばならない。接種場所としては，これらのワクチン接種ができる接種センターへ出かけて行って接種を受ける事になる。ただし黄熱病ワクチンは，日本でワクチン検定が実施されていないので，国内販売はされていないため，検疫所などの特定の場所でしか受ける事は出来ないので注意が必要である。

3．予防接種事故（副反応）

　子供の病気が軽症化し，予防接種が普及し集団接種が行われるにつれ，問題となってきたのが予防接種の副反応である。予防接種はワクチン（生体にとっては異物，抗原）を局所に注射するため，発赤などの局所反応や発熱などの全体反応が見られることは事実である。免疫不全の子供に生ワクチンを投与すれば重症となる。卵アレルギーの子供に卵の成分が含まれているワクチンを接種すればアレルギー反応が起こるのは当然である。副反応は正常範囲の副反応と異常副反応の2つに分けられる。現在いろいろと問題になっているのは異常副反応である。BCG接種後の局所変化，軽度のリンパ腺腫脹，DPT接種後の局所の発赤，腫脹，硬結，麻疹ワクチン接種6〜10日後の1〜2日の発熱と軽度の発疹などは正常範囲の副反応と考えられている。平山は現在の予防接種事故を次の5群に分類している。
①ワクチンの直接作用
　　ワクチンの僅かな毒性，病原性＋ヒトの側の弱点（体質）
　　〈ショック，種痘合併症，ポリオ生ワクチン後の麻痺など〉
②潜在疾患の顕性化（引き金）
　　〈種痘後のてんかんなど？〉
③既存，あるいは偶発疾患の悪化
　　〈種痘後発熱時期の髄膜炎など？〉
④既存疾患の発見
　　〈出生時よりの脳性麻痺が予防接種後気付くなど〉
⑤ワクチンとは全く関係ない偶発疾患
　　〈種々の急性感染症，急死など〉
　このうち，真の副反応は①のみであるが，②以下の因果関係が完全に否定できない事に問題がある。予防接種をしなくても現在，急性脳症，ADEM，神経炎，てんかん，乳児突然死症候群など原因不明の疾患は多々存在する。これらがいつ発病するかは全く予測がつかず，ワク

チン接種後に発症することも当然有り得るわけである。本当の予防接種の副反応とこれらの区別は現在のところ，残念ながらつけられない。現在問題となっている重篤な後遺症はほとんど紛れ込み事故的なものである。

　流行性耳下腺炎[35]）（ムンプス）については，自然ムンプスに罹患すると2〜3％は髄膜炎となる。また罹患小児の約60％は髄液細胞数が増加している。症状はなくてもムンプスウイルスは神経親和性があるのである。ムンプスワクチンは自然ムンプスウイルスを弱毒化したものであるが，神経親和性を完全に軽減できていない。発熱，嘔吐，頭痛などすべての小児に髄液検査を施行すれば非常な高率で髄膜炎と診断されてしまう。小児の熱性痙攣の原因で最も多いのは突発性発疹であるが，突発性発疹で熱性痙攣を起こした時の髄液検査でPCR法で検査すると，高率にヘルペスウイルス6型が検出されるという事実が最近判明してきた。ただしこの場合，髄液細胞増多はみられない。現在は，ムンプスワクチン接種後髄膜炎で髄液PCRが陽性なら因果関係があり，とされている。自然ムンプス罹患時の細胞増多の割合や今述べた事実より副反応についてもう一度検討し合う必要があるのではないか。個人防衛の立場から，自然ムンプスに罹患するのと予防接種を受けるのとどちらが利益があるかについてである。明らかに個人に利益があり，個人防衛のための任意接種的なものであれば現在問題になっていること

表35　予防接種実施不適当者

	旧　制　度		新　制　度
予防接種禁忌者（予防接種を行ってはならない者）	発熱者，著しい栄養障害者	予防接種を行ってはならない者	明らかな発熱を呈している者
			重篤な急性疾患に罹患している者
	接種液による異常な副反応の既往が明らかな者		接種しようとする接種液の成分により，アナフィラキシーを呈したことが明らかな者
	妊娠の明らかな者		麻疹，風疹，ポリオの予防接種では，妊娠していることが明らかな者
	その他，予防接種を行うことが不適当な状態の者		その他，予防接種を行うことが不適当な状態にある者
	心臓，腎臓肝臓疾患で急性期，増悪期，活動期にある者	接種の判断を行うに際し注意を要する者	心臓血管系疾患，腎臓疾患，肝臓疾患，血液疾患，発育障害等の基礎疾患を有することが明らかな者
	接種液による異常な副反応の既往が明らかな者（再掲）		前回の予防接種で2日以内に発熱のみられた者，または，全身性発疹等のアレルギーを疑う症状を呈したことがある者
	接種液成分によるアレルギーのおそれが明らかな者		接種しようとする接種液の成分により，アレルギーを呈するおそれのある者
	接種前1年以内のけいれん症状の明らかな者		過去にけいれんの既往のある者
	過去に生ワクチン接種後1カ月以内の種痘，ポリオ，風疹，麻疹ワクチン		免疫不全の診断がなされている者

は無意味となるのではないか．いずれにしても，もう一度原点に立ち帰って予防接種をみんなで考え直す必要があるのではないか．

4．予防接種禁忌

予防接種法改正（平成6年10月）により，禁忌者は表35のように，予防接種を行ってはならない者と，接種に際し注意を要する者に改正された．

XII. 健康増進とふれあいの増強

　自分の赤ちゃんの健康増進を願わない母親はいない。自分の子供が丈夫に育つことは両親の夢である。健康増進を行う時は是非注意しなければならないことがある。それは乳児では身体に良いからといって嫌がるのを無理強いしてはいけないということと，個々の子供の体質に合ったものをやることと，乳児の月齢，神経発達に合ったものを行うということである。

　母親と一緒になって楽しい雰囲気で赤ちゃんの興味，関心にしたがって遊びの中で行われるのが良い。極言すればわからないお母さんは赤ちゃんがしたがることを心行くまで十分させてあげることが健康増進につながる。子供の発達は相互作用により行われることが多いので，この場合，母親が良き遊び相手になることが大切である。遊びを通して十分なスキンシップと母子相互作用が行われ，それが健康増進につながるのである。ここでは現在乳児の健康増進につながるであろう3つのことを取り上げた。

1. 赤ちゃん体操

　赤ちゃんの身体を動かすと，運動発達が促進されることは良く知られた事実である。たとえば，新生児を3群に分け，第1群は歩行反射が出現している間，毎日何回も歩行反射を行う。第2群は，赤ちゃんを抱いたり，腹這いにしたり，動かすことを意識して行う。第3群は普通に育てる。そして3群の歩行開始の月例を調査[36)]すると，第1群が1番早く，第2群がこれに次ぎ，第3群が最も遅れる。赤ちゃんの身体を動かすことは，運動発達を促すばかりでなく，お母さんが一緒になってやるので，スキンシップ，母子相互作用にも良い。赤ちゃんと一緒に行う赤ちゃん体操としては宮崎ら[37,38)]が作成した新赤ちゃん体操があるので，これの実際を紹介する。

a）新赤ちゃん体操

　新赤ちゃん体操は表36のように赤ちゃんの発達段階より，満2カ月頃，満3カ月頃，満4カ月頃，満6カ月頃，満8カ月頃，満10カ月頃の6段階に分けられている。そして各発達段階ごとにA. 腕の運動，B. 足の運動，C. あお向けの運動，D. よこ向きの運動，E. うつ向きの運動，F. 寝返りの運動，G. よつばいの運動，H. さか立ちの運動，I. ゆらゆらの運動，J. パパと一緒に，がある。

表36 乳児の体操

段階 \ 系列	A. 腕の運動	B. 足の運動	C. あお向きの運動	D. よこ向きの運動	E. うつ向きの運動
I 腹ばいで持上げた時頭を水平に保つ頃 (満2ヵ月頃)	腕の交叉 腕交叉，片腕，次に両腕を曲げる	足の交互屈曲 片脚ずつゆっくり曲げる	あお向きかかえ上げ(1) あお向きで，頭をつけたままかかえ上げる		うつ向きかかえ上げ(1) うつ向きで，頭をつけたままかかえ上げる
II あお向きから引きおこした時頭がついてくる頃 (満3ヵ月頃)	腕横水平上げ下ろして交叉 曲げた腕を水平までのばして曲げる	足の交叉曲げ伸ばし 片脚ずつ曲げて，伸ばさせる	あお向きかかえ上げ(2) あお向きで，頭が離れるまでかかえ上げる	横向きかかえ上げ(1) 横向きで，頭をつけたままかかえ上げる	うつ向きかかえ上げ(2) うつ向きで，頭が離れるまでかかえ上げる
III 首がすわる頃 (満4ヵ月頃)	腕前水平上げ下ろして交叉 腕を前から真上にあげて降ろして曲げる	両足同時曲げ伸ばし 両脚を曲げて，伸ばさせる	あお向き起り 肘の上を支えて，お座りの姿勢まで引き起こす	横向きかかえ上げ(2) 横向きで，頭が離れるまでかかえ上げる	両肩支え反り返り 両肩を支えて，反り返らせる
IV 寝返りする頃 (満6ヵ月頃)	腕の円運動 腕を前から真上にあげて，水平に降ろす	キック移動(1)(両足で) 足を支えて，頭の方へずり上がらせる	手支え起上り 手首を支えて，お座りの姿勢まで引き起こす	ななめ抱き 横向きで，腰までかかえ上げる	ヒコーキ 広げた両手のひらを支えて，反り返らせる
V 支え立ちの頃 (満8ヵ月頃)	つかまり立ち，吊り下げ 手を持って引き上げ，ぶら下がる	キック移動(2)(片足で) 片足ずつ支えて，ずり上らせる	足支え起上り 両手首と両足首を支えて，お座りの姿勢まで引き起こす	横抱き 横向きで，全身をかかえ上げる	反り返り 両腕を後に回して，反り返らせる
VI つかまり立ちの頃 (満10ヵ月頃)	自力ぶら下り 自力でぶら下がらせる	高上げキック 親の手をキックさせ，親の手を高くしていく	自力起上り 足を支えて，自力でお座りの姿勢まで起き上がらせる	横起き 横向きで，全身をかかえ上げる	自力反り返り 自力で，反り返らせる

	F. 寝返りの運動	G. よつばいの運動	H. さか立ちの運動	I. ゆらゆらの運動	J. パパと一緒に
I 腹ばいで持上げた時頭を水平に保つ頃 (満2ヵ月頃)	体ねじり(1) 肘の上を支えて，肩が床から離れるまでねじる				
II あお向きから引きおこした時頭がついてくる頃 (満3ヵ月頃)	体ねじり(2) 両脚を支えて，骨盤をねじり，背，肩が自然にまわるのを待つ	膝に体重のせて うつぶせにして，膝をお腹の下に入れる	さか立ち準備 うつぶせで，両足首を持ち上げる		↕ 高い高い
III 首がすわる頃 (満4ヵ月頃)	やきいもゴロゴロ 足首を支えて，肩，腰とまわるのを待つ	よつばい (おしりコチョコチョ) 膝をお腹の下に入れて，お尻をくすぐる(刺激する)	全身の上下 うつぶせで両足首とお腹を支えて，上下する	立ち抱きゆらゆら(1) (首を支えて) 抱っこして，首を支えてゆらす	
IV 寝返りする頃 (満6ヵ月頃)	寝返り(1) 自力で寝返りさせる	はらばい前進 お腹を床につけてのハイハイ	さか立ち(1) (頭をつけて) 寝た姿勢から，頭をつけたままでさか立ち	立ち抱きゆらゆら(2) 抱っこして，腰を支えてゆらゆらさせる	振り子
V 支え立ちの頃 (満8ヵ月頃)	寝返り(2) (抵抗を与える) 寝返りしようとするのを少し邪魔する	高ばい前進 腰を上げてのハイハイ	さか立ち(2) (手で支えさせて) 頭が離れるまでのさか立ち	立たせてゆらゆら 立たせて，手を持ってゆらゆらさせる	ジャンプ
VI つかまり立ちの頃 (満10ヵ月頃)			でんぐり返し さか立ちからのでんぐり返し	しゃがみ立ち上り しゃがませて，手を持って立たせる	

b) 赤ちゃん体操の実際（仕方）（表36, 図34）

体操を始める前にまず赤ちゃんの発達状態をチェックする。満2カ月頃では腹這いで持ち上げた時，頭を水平に保っているかどうかを確認して行う。

(1) 準備運動

赤ちゃん体操へのウォームアップとして皮膚のマッサージを行う。2カ月頃ではこする感じ，4～6カ月頃にはマッサージの感じで摩擦する。四肢の末端から心臓方向へ腹部は時計廻りに行う。

(2) 手や足の支え方（図35）

この体操は赤ちゃんの動きを親が補助してあげるものである。赤ちゃんの腕をわしづかみにしたり（②），急に引っ張ったりしては親の体操になってしまう。

手を支える時は，赤ちゃんに親の親指を握らせ，安全のために親の他の指を赤ちゃんの手首にかけておく（①）くらいにする。

足を支える時は，人差し指と中指で赤ちゃんの足首を挟み（③），赤ちゃんが足を伸ばそうとしたらいつでも外れるくらいで良い。膝の裏側を支える時も，親指と人差し指で挟んで支えるようにする（④）。

手も足も曲げることから始め，無理に伸ばさないように注意する。2カ月頃の赤ちゃんだと足を強く引っ張って伸ばすと股関節脱臼の誘因になるという批判もある。伸ばすのは赤ちゃん自身に任せる。

足を曲げる時も，自然に曲げるが，膝をお腹の上に乗せるようなつもりでやる。

また，赤ちゃんの肘は外れやすいので，急に強く引っ張ってはいけない。

(3) 体操の系列

乳児の体操は表36, 図34のようなA～Jまでの10系列になっている。A系列からI系列に向かって多少とも難しくなると考えて良い。最後のJ系列はお父さんも参加して行う全身運動で，もちろんお母さんがしても良い。幼児の体操に移る準備運動として始める。

体操はA系列，B系列，C系列……の順序ですすめるのが原則である。系列によっては難しいものもあるので，後回しにして良い。Aから始めて，赤ちゃんが難なくこなすなら，次の系列に進めたり，次の段階の運動を試みたりする。

体操はIからVI段階まで，赤ちゃんの発達段階に応じてあるが，前の段階をやっているうちに，いつの間にか次の段階ができているという程度の発展である。それでも，初めて体操をする時は，赤ちゃんの発達段階よりひとつ前の段階の運動をやってから，次に発達段階にあった運動をするようにする。

この体操には，這ってから立たせたいという目標があるので，各系列の中でもEうつ向き，F寝返り，Gよつばいの運動が特に重要である。どの運動でも片側に片寄らないように，右に

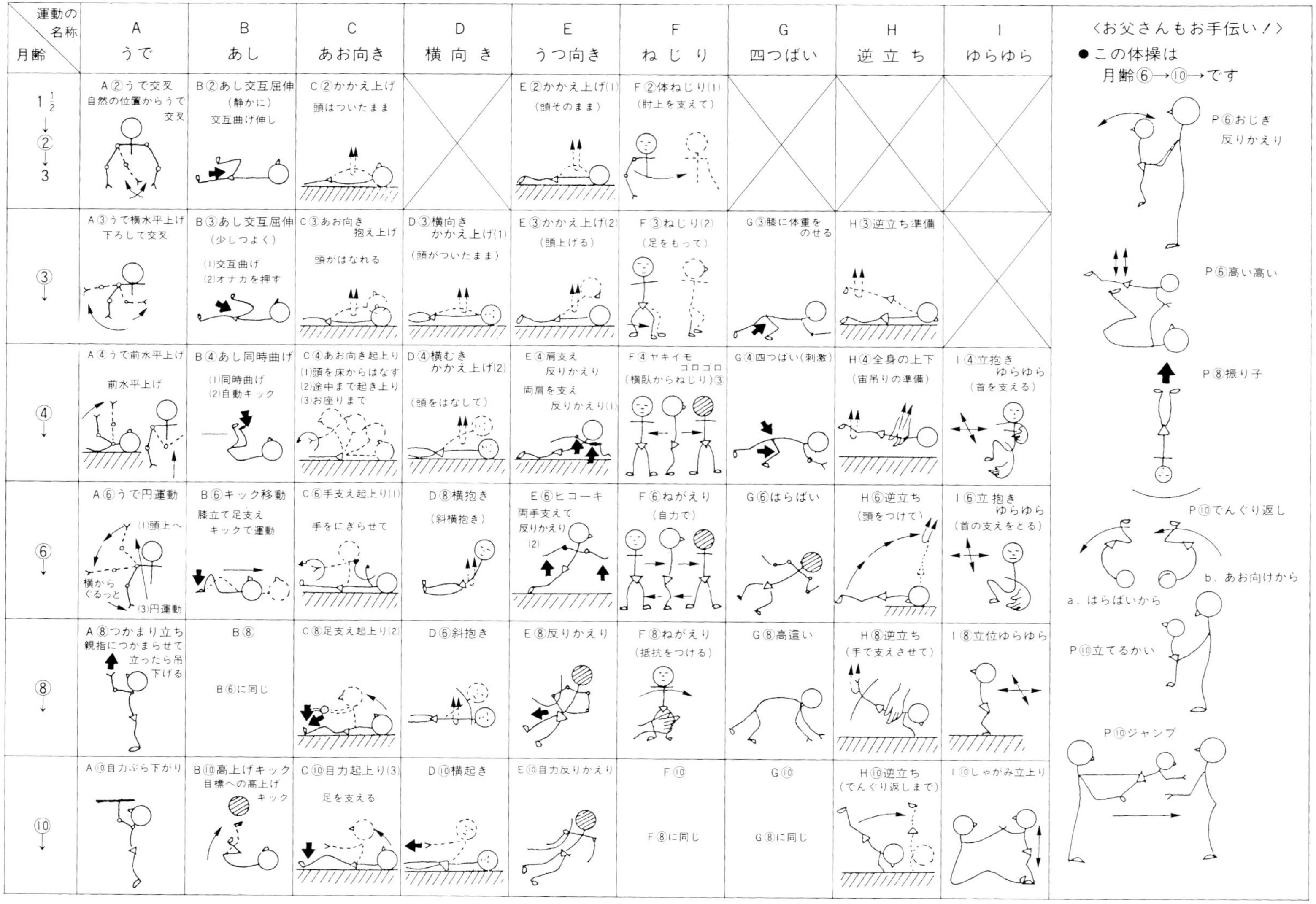

124　XII. 健康増進とふれあいの増強

図34　新赤ちゃん体操の系列

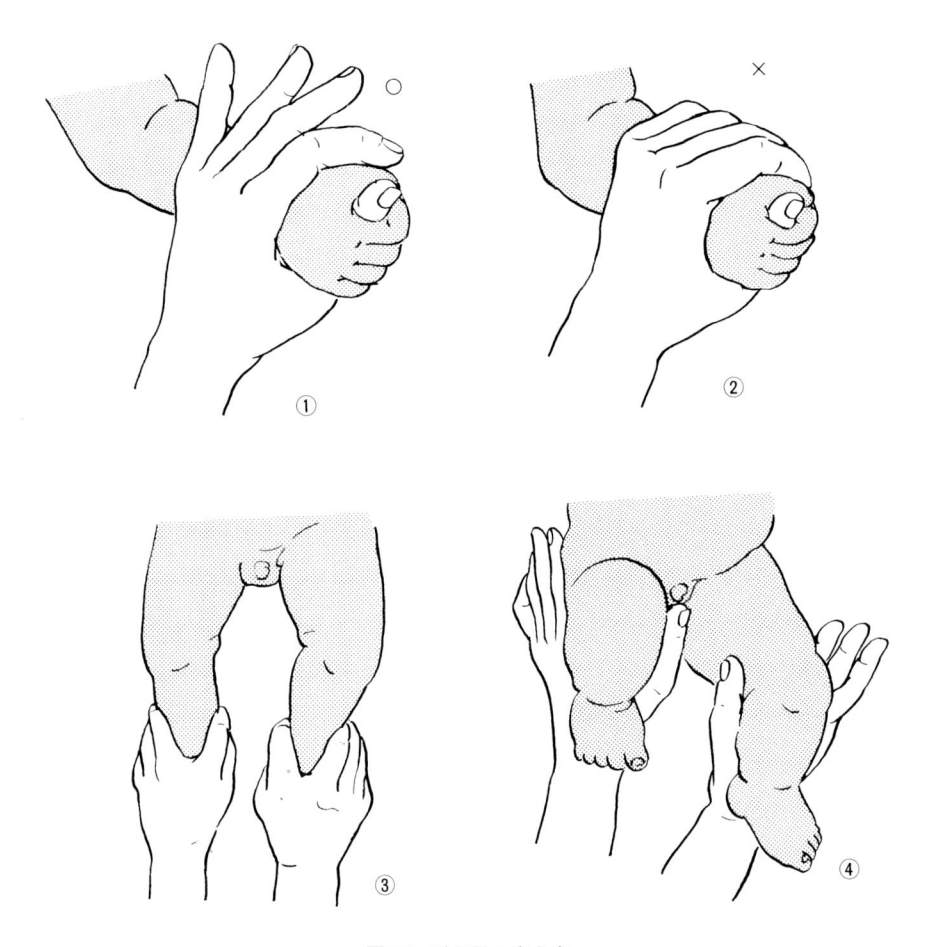

図35 手や足の支え方

曲げたら左に曲げるというように心がけることが大切である。
　最後の段階Ⅵは「つかまり立ちの頃」の運動である。つかまり立ちに続いて11カ月頃には高這い，12カ月頃には伝い歩き，1歳1カ月頃にはひとり立ち，1歳2カ月頃にはヨチヨチ歩きができるようになる。そうしたら幼児の体操を始める。

(4)注意事項

1. いつ体操を行うか
　体調の悪い時，体操を始めても機嫌が悪い時は中止する。起きぬけや眠そうな時は避けた方がよい。食事の直後や空腹時も適さない。
　食事と食事の間の機嫌の良い時に，日光浴を一緒にしたり，おむつ替えのついでなどにすると良い。

2．体操をする場所

　畳や厚めの絨毯，硬目のマットレス程度の硬さの床の上で行う。できれば2畳分位の広さがあった方が良い。工夫すればベビーベッドの上で，出来るものもある。

　いずれにしても，安全な場所を選んで行うようにする。

3．体操の時の赤ちゃんの服装

　できるだけ裸で，どうしても無理なら薄着で行う。

　寒い季節でも，風が吹き通さない日溜まりなら，乳児でも裸で日光浴ができる。暖房は室温が15℃以上なら不要である。寒い時は厚着や運動不足になりがちである。こんな時にこそ，ごろごろしたおむつを取って，この体操をしてあげるようにする。

4．どの位の時間やったら良いか

　赤ちゃんが喜んでいれば続けて良い。この場合，ひとつの運動ばかり続けるのではなく，できるだけ変化を持たせるようにする。

　また，始めたばかりでも赤ちゃんが体操を楽しんでいないと感じたら，その体操は止めて別の体操をしてみる。それでも迷惑そうなら切り上げる。

5．補助の方法について

　手の支え方，足の支え方を守り，赤ちゃんの動きを補うつもりで行う。

2．タッチケア

a）導入の背景

　最近の周産期医学の進歩により従来なら生存不可能な早期産児が救命されている。在胎26週，出生体重510gの超早期産児も救命されている。新生児集中治療室NICU入院中のこれらの児は母子分離を余儀なくされ，母親は児と接する時間も身体的接触を行うことも困難である。出産直後から1〜2週間はお互いのふれあいにより母と子の結びつきが形成される大切な時期である。NICU入院中の母親は児との身体的接触が不十分なため，児の受け入れがなされず，育児不安が強く，退院後の子育てがスムースに行えないことが多い。この対策として導入されたのがカンガルーケアである。カンガルーケアとは新生児の状態が安定した後，おむつだけを付けた赤ちゃんを，母親が素肌に胸と胸を合わせるように抱く方法で，その姿がカンガルーが子どもを保育する姿に似ていることよりそう呼ばれている。この方法は母子ともに良い効果をもたらすが，長く行っているとこれだけでは児が満足せず嫌がってしまうことと，総てのNICU入院中の児に行えるわけではない。そこでNICU関係者からカンガルーケアの次の方法，早期接触を促進する別の方法が求められていた。この目的でわが国に導入されたのがタッチケア（タッチテラピー）である。

b) タッチテラピーとタッチケア研究会の発足

　タッチケアは米国ではタッチテラピーと呼ばれている。タッチテラピーは米国マイアミにあるJohnson & Johnsonにより設立されたマイアミ医科大学小児発達センタータッチケア研究所のテファニーフィールド（Tiffany Field）博士が開発した赤ちゃんマッサージ法である。児の情緒の安定，静睡眠の増加，良好な体重増加，無呼吸発作の減少，入院期間の短縮，母親には児との接触の喜び，面会の充実感，愛着形成の促進，スムースに退院後の親子関係に入っていけるなどの効果が認められている。その効果の理由としてタッチテラピーがストレスホルモンの分泌を減少させる，迷走神経を介してイニュシリンの分泌を促進し体重増加につながる，免疫機能を賦課するなどの研究を行っている。

　われわれはこの方法に注目し，テファニフィールド博士と国際テレビ会議を開催し，用語の概念，方法，適応，普及について日米の文化の相違などの意見交換を行った。その席上わが国における本方法の普及許可と本方法は治療ではないのでわが国ではタッチケアと呼称するの同意を得た。そして1998年10月2日，わが国における方法の確立，適応，有効性の検討，啓蒙・普及を目的としてタッチケア研究会が発足した。

　現在，NICU入院のハイリスク児ばかりでなく一般のローリスク児（普通に生まれた赤ちゃん）についても普及が行われている。

　タッチケアのタッチは触る，さするではなくふれあいの意味である。ふれあいとは母と子に自然にみられるスキンシップでこれにより母親に育てる力が，児に育つ力がスッチオンされる。タッチケアはこの延長線上にあり親子の結びつきを促進するものである。またケアとは時間を共有しお互いが癒し合うことを意味している。このようにタッチケアは親子の結びつきを促進するばかりでなく，お互いが癒し合うものと言える。

c) 方法

　周囲にタッチケアを熟知し支援する人が存在する場合は新生児期よりの施行も可能であるが，一般には母親が育児に慣れ，児も首がすわり追視や反応性笑いがみられる3ヵ月頃より開始する。家庭ではおむつを変えるときや，お風呂に入れる前に行うと便利である。

d) 留意点

＊無理をしてやらない
＊総ての方法をやらなくてもよい。赤ちゃんが好きな場所だけでもよい。
＊別のふれあいが必要となる9〜10ヵ月頃まで行えば十分である。
＊それ以降も親子のふれあいを増強する意味で行うのは差し支えない。
＊アトピーなどの病気の治療について効果は確認されていない。
＊オイルの使用はこれからの研究課題である。

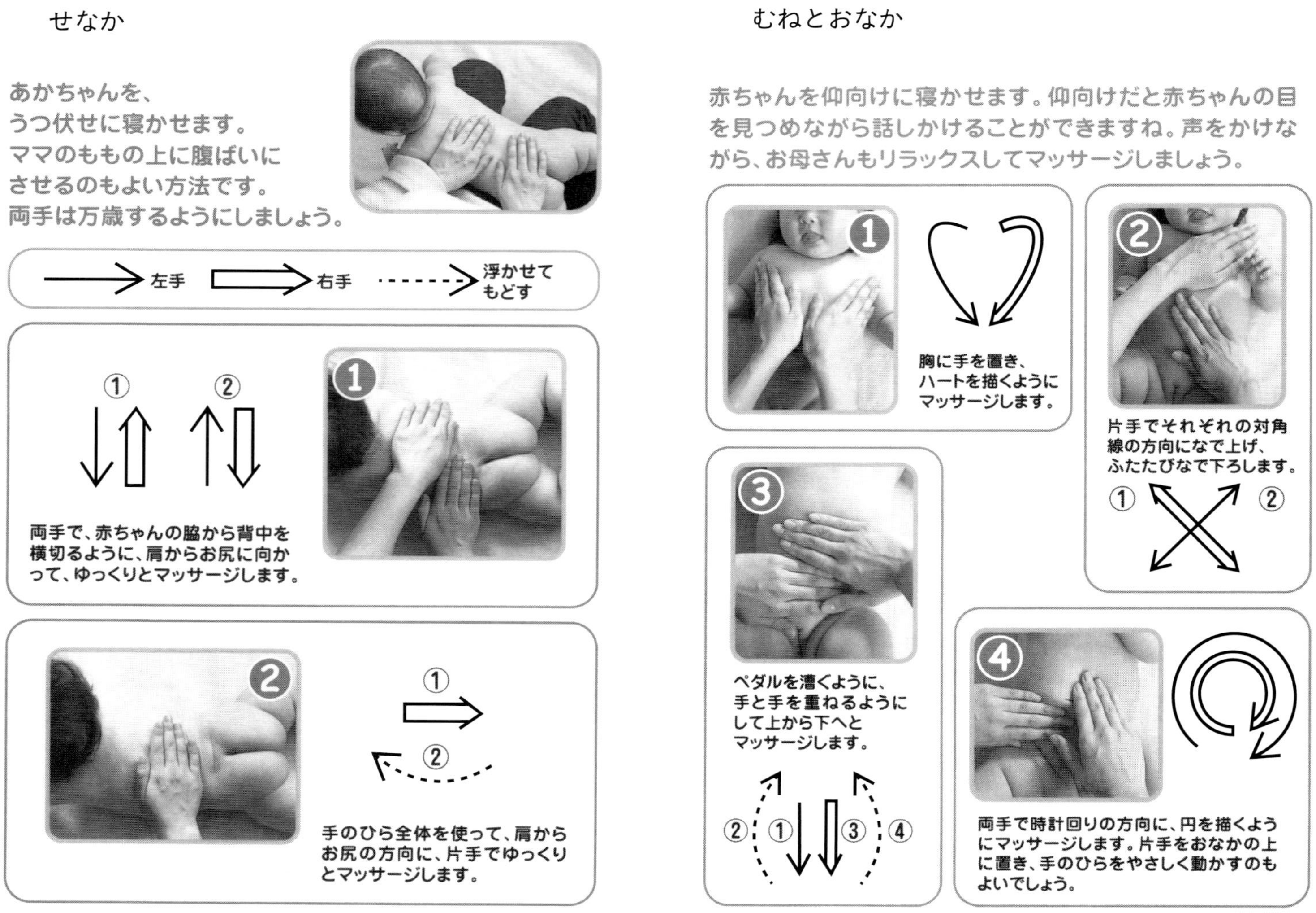

むねとおなか

赤ちゃんを仰向けに寝かせます。仰向けだと赤ちゃんの目を見つめながら話しかけることができますね。声をかけながら、お母さんもリラックスしてマッサージしましょう。

① 胸に手を置き、ハートを描くようにマッサージします。

② 片手でそれぞれの対角線の方向になでおろします。

③ ペダルを漕ぐように、手と手を重ねるようにして上から下へとマッサージします。

④ 両手で時計回りの方向に、円を描くようにマッサージします。片手をおなかの上に置き、手のひらをやさしく動かすのもよいでしょう。

せなか

あかちゃんを、うつ伏せに寝かせます。ママのももの上に腹ばいにさせるのもよい方法です。両手は万歳するようにしましょう。

① 両手で、赤ちゃんの脇から背中を横切るように、肩からお尻に向かって、ゆっくりとマッサージします。

② 手のひら全体を使って、肩からお尻の方向に、片手でゆっくりとマッサージします。

図36-1 タッチケアの実際

あし

② 足の指は一本ずつつまんで、やさしくねじるような感じで軽く引っ張ります。

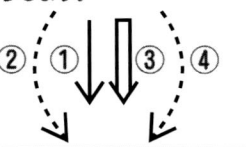

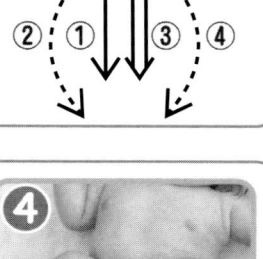

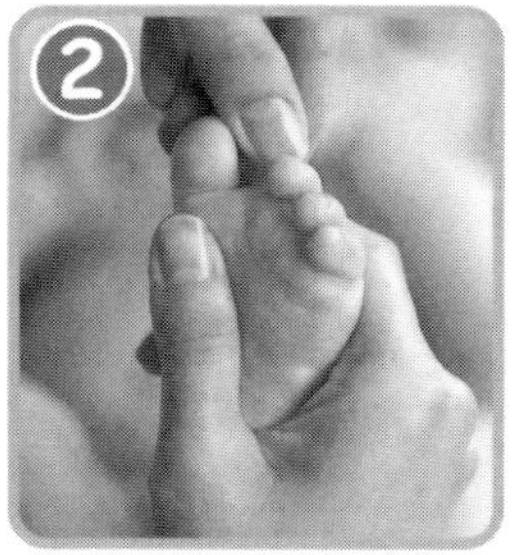

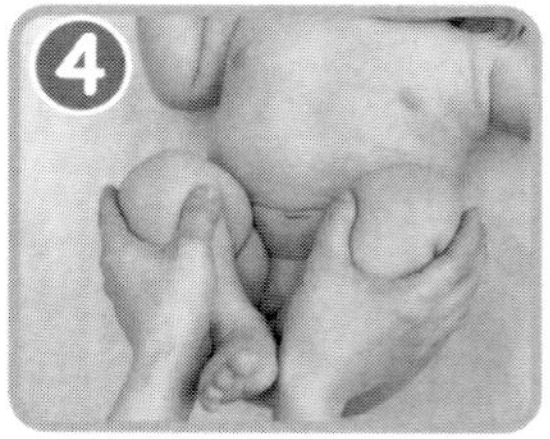

③ 赤ちゃんは足裏のマッサージも好きです。両手の親指と親指を重ねるようにして、かかとから爪先の方向にマッサージします。やや強めにした方がくすぐったくありません。

① 基本は腕のマッサージと同じです。両手を交互に使って、ふとももの付け根から絞るように足首に向かってマッサージします。

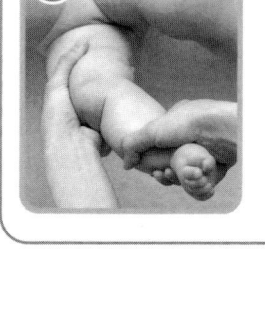

④ 両足を持ち上げて膝を曲げ、ふとももがおなかにつくように、優しく押さえます。

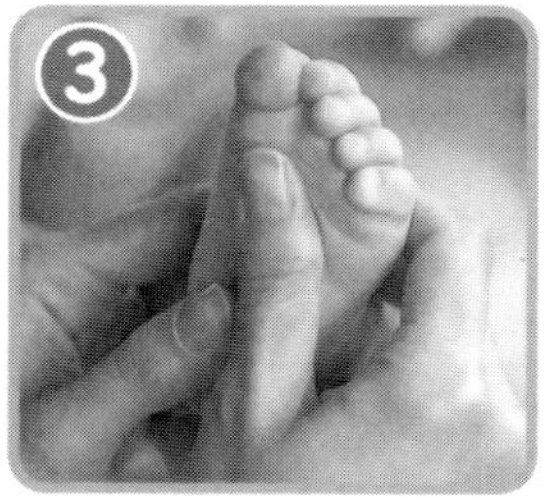

図36-2

うでと手のひら

② 腕を握らず、やさしくなでるだけでもよいですよ。

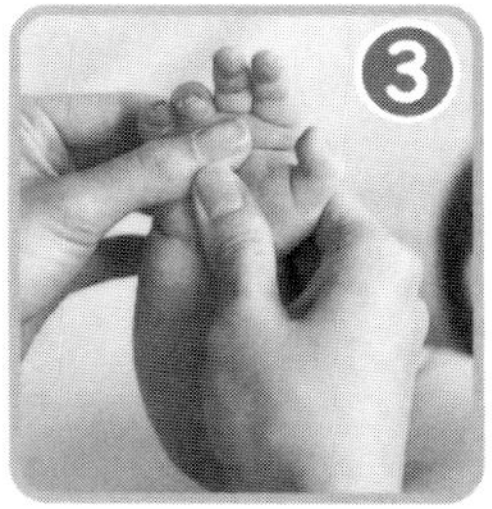

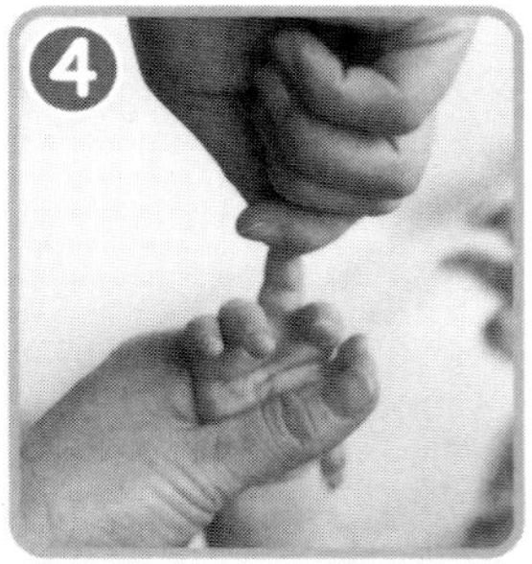

④ 指は一本ずつつまんで、やさしくねじるような感じでマッサージします。

① 腕を握り、両手を交互に使って、腕の付け根から手首に向かってマッサージします。逆の方向に、手首から肩に向かって行ってもよいでしょう。

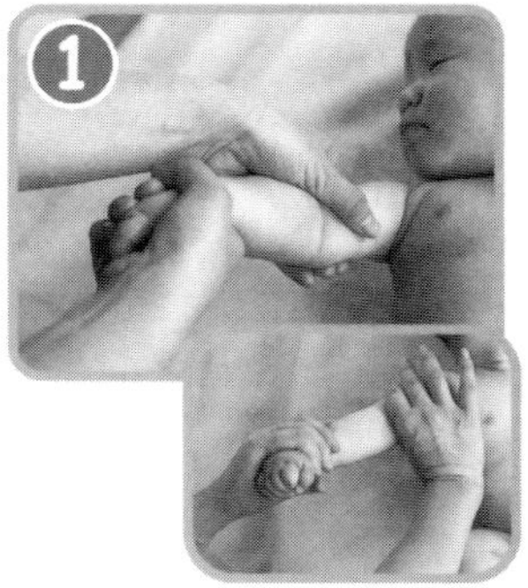

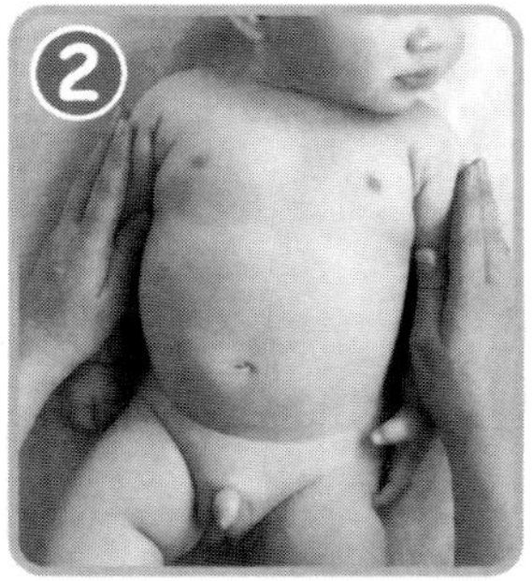

③ 両手の親指をつかって手のひらを指先の方向にマッサージします。

3. 乳児水泳[39]（ベビースイミング）

a）ベビースイミングとは

　乳児水泳を英訳するとベビースイミングとなる。我が国においてベビースイミングと呼ばれるものは生後6カ月くらいから3歳未満（主に2歳6カ月くらいまで）の児を対象とした水泳を指す。

b）ベビースイミングの歴史

　ベビースイミングは外国で始められた。ベビースイミングの始まりは，世界の乳児水泳指導の創始者とされている，米国のクリスタル・スカボローで，1940年頃自分の娘を生後間もない時期から指導し，10カ月で息継ぎをして泳ぐようにしたものである。ベビースイミングにはいくつかの系列がある。もう一つの系譜とされているのは，オーストラリアのダイニー・ヴァン・ダイクである。オランダで生まれ2歳から水泳を行った彼女は1955年オーストラリアに渡り，子供が溺れないための方法を考え始めた。どのような状態からも背浮きになり助けが来るまで浮いていられるようにするのがその特徴である。

　このようにベビースイミングが海外で始められた背景には，フロリダ，カルフォルニア，ハワイなど1年を通じて温暖で，自宅の庭にプールのある地域で，ごく自然に乳幼児をプールに入れて遊ばせていたいということがあった。またそのような地域では，幼児が住宅敷地内のプールに転落し溺死する事故が頻発していた。つまり，小さいうちから水に親しむ機会があったと同時に，万一水に落ちた場合でも溺死しない訓練が必要という考えからベビースイミングが生まれたのである。したがって米・豪ではベビースイミングの目的が歩けるようになるまでに「溺れない技術を訓練する」というのが明確な目的だったのである。

c）我が国への導入と現状

　さて我が国に乳児水泳が紹介されたのは1970年代初めのことである。米国で技術を学んだ水泳指導者が我が国にも乳幼児水泳教室を開いた。その後スカボローや西独からバウマイスターが来日し，1980年頃から本格的に普及してきたようである。普及状況については全体を統括する機関がないので，正確にはわからない。育児雑誌に毎年実施箇所のリストが掲載され，これによると，近年飛躍的に伸び，現在は全国で1,000カ所以上でベビースイミングが行われている。

d）ベビースイミングの目的

　ベビースイミングはどんな目的で行われているのであろうか。ベビースイミングの目的として，水難防止や水泳が上手くなる，水に慣れさせる，健康の増進，良い母子関係などがあげら

れているが，我が国では目的が完全に統一されていない。

　アメリカでは水難防止を主要目的としているが，ベビースイミングの乳幼児の年齢では母親なり指導者の所まで行くのがやっとで，そこで大人が迎えてやらなければ，そのまま沈んでしまう。

　プールや池に落ちた時に，プールの縁や池の岸まで泳いで行くことは，赤ちゃんではとても期待できない。また我が国ではプールのある家庭はほとんどないので，水難防止がベビースイミングの目的とはなり得ない。

　次に赤ちゃんの頃から水泳させておくと，大きくなって水泳が上手くなるであろうか。この点も期待できないようである。赤ちゃんの頃は脳も神経も発達が未熟であって，動作をいつまでも覚えているということができないからである。小学生は自転車に乗ることを覚えると一生乗れるが，赤ちゃんでは駄目である。1週間に2回くらい繰り返して練習しないと，水をくぐるのが出来なくなってしまう。大きくなるまで続けない限り，将来，水泳選手にさせようという考えで，ベビースイミングを始めるのは間違いのようである。ベビースイミングで最も効果が見られるのは，水に慣れるということであろう。赤ちゃんは幼児よりも水を恐がらない。赤ちゃんのうちから水に慣らしておき，幼児の水泳へと連続させるのは効果が上がることである。お母さん方に何故ベビースイミングをするのかを尋ねると，病気にならない，丈夫になる，スキンシップなどの答えが高位にみられる。確かに裸にする，水が皮膚を刺激するということがあるが，ベビースイミングを始めたら，喘息が治ったとか，湿疹が消えたとか，ベビースイミングに病気の治療を期待するのは慎重でなければならない。すなわち健康作りには役立つが病気の治療にはならない。

　ベビースイミングは母と子の触れ合いに大変良いチャンスとなり，その効果も大きい。したがって，我が国では欧米と違い，良い母子関係と赤ちゃんの健康の目的で行われているのが現状である。すなわち，ベビースイミングを育児法の一つとして行っているのが我が国の特徴といえる。ベビースイミングの方法はアメリカと西ドイツで方法が違うだけでなく，アメリカ内部でもいろいろな方法がある。我が国でもいろいろな方法があり，完全に一致していない。

e) 乳児を水に入れるとどうなるか

　ベビースイミングは危険であるという考えがある。水を誤飲するとか，である。NY Columbia 大学小児科の McGraw は1939年，乳児を水に入れどうなるかの研究を行い，次の結果を得た。腹位で新生児を水中に入れ手を放すと，新生児は手足をリズミカルに動かし，身体を曲げて水泳動作 swimming movement を行う（図34）。手足の動きは，あたかも水泳しているように同調性があり，リズミカルである。これにより新生児は少し前の方に進む。興味あることに，新生児は水中に入れられても呼吸をしない。反射的に呼吸を止めている。この水泳動作は，生後3カ月まで続き，これを反射的水泳動作 reflex swimming movement と言い，

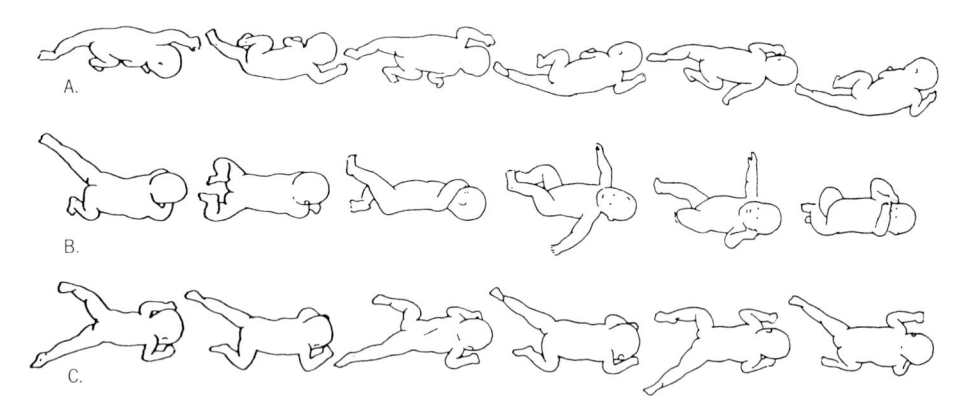

図37　乳児の水泳動作
　　A. swimming reflex
　　B. disorganized phase
　　C. 随意的水泳動作
　　（McGraw, M. B.: Swimming behavior of the human infant. *J Pediatrics* 15：485, 1939 より）

四足動物を水中に入れた時の動きと非常に似ている。

　4カ月を過ぎると，今までのリズミカルな動作は見られなくなり，腹位で水中に入れると，仰臥位に回転してしまい，手足をもがいたり，検者の手をつかもうとしたり，顔の水を拭こうとしたり，何もせずに底に沈んでいったりする。この時期を disorganized phase という。disorganized phase は手足をもがくのと，腹位より背位に回転してしまうのが特徴である。またこの時期では，乳児は呼吸の調節ができず，水を飲み込んでしまい，むせて咳などをする。

　2歳近くなると，小児は水中に入れられると，再び腹位のままで，新生児にみられたと同じように自分で泳ぐように手足を動かすようになる。

f) 実際の方法

　ベビースイミングは6カ月過ぎから開始するのが適当とされている。この理由は6カ月になると原始反射が消え，立ち直り反射が出て，この頃までには先天性心疾患などの異常も発見されているからである。さらに6カ月頃なら水に対する恐れは少なく，満1歳になると恐怖心が強くなる。たとえば，6カ月でベビースイミングを始めた赤ちゃんは10〜15回で水に慣れるが，満1歳になると25回以上しないと水に慣れない。また開始する前に，先天性心疾患など身体に病気がないかの健康診断を受けることがまず必要である。プールは自宅から30分以内の距離にあるのが適当である。プールの水温は30±1°Cを基準とし，屋内も温度は30±1°Cで調節されているプールが適当である。

　練習の方法の1つを紹介しよう。練習の時間は，月齢によって異なる。水に慣れるまでは15分くらいで止める。水に慣れたら1カ月ごとに5分ずつ増やしていく。2歳になれば

30～40分となる。母親が興味を持つために，時間が長くなり過ぎないよう気をつける。

練習は1週間に2日は行う。赤ちゃんの頃は，練習を止めると忘れてしまいがちだからである。

まず赤ちゃんを抱いて，頭からシャワーをかける。頭に水がかかっても拭いてはいけない。次にプールの水をかけ，背中とお尻をしっかり抱いて，浴槽に入れるようにゆっくりと背中まで水につける。腹位で水に入れる。背位にすると怖がる。水に慣れるまでは手を放してはいけない。母親が不安だと赤ちゃんも怖がる。ゆったりした気分でいなければいけない。一度怖い思いをさせると後が続け難くなる。後のことはインストラクターの指示にしたがってやれば良い。プールを出たならば，目を水で洗うか目薬を点眼する。赤ちゃんはプールの中で目を開けたままでいるからである。

プールの屋内の温度は30℃位あるから，冬の寒い日に急に外に出るのはよくない。20℃位の室温の所で着物を着て，ひと休みしてから帰るようにする。

g) 注意事項

食事の後は，しばらく休んでからプールに入れるようにする。ミルクを与えた時は1時間くらい，離乳食を食べさせた時は1時間半くらいの間隔をとるのが良い。

なるべく昼寝をさせてから，プールに連れて行くようにする。このため昼寝の時間との調節をすることも必要である。

少し慣れてくると，お母さんは赤ちゃんを長くプールに入れがちとなるので注意する。

赤ちゃんの唇が紫色になるようではいけない。そうなる前に調べるのに，足の裏を指で押す方法がある。赤ちゃんの足の裏の中央の所を親指で押してみる。押すと血がなくなって白っぽくなる。止めればすぐ赤味が戻る。赤味がすぐ戻らない時は，寒いのだと判断して水からあげなければいけない。

ベビースイミングは6カ月頃から始めると1歳半頃になると，息継ぎはできないが，5mくらいは泳げるようになる。

4. 遊び[48]

遊びは子供の発達の中心である。子供は発達段階に応じた遊びを十分行うことにより，心身両面の発達や社会性，情緒面の発達が促されていく。遊びの定義として巷野[41]によると次のものがあげられる。①それ自体に目的がない，②おもしろくて楽しい，③現実の世界とは切り離されている，④自由で自発的なものである。このように遊びは小児の好奇心，探索心に基づき自発的に行われるものである。幼児期の遊びについていろいろな研究があるが，ここでは乳

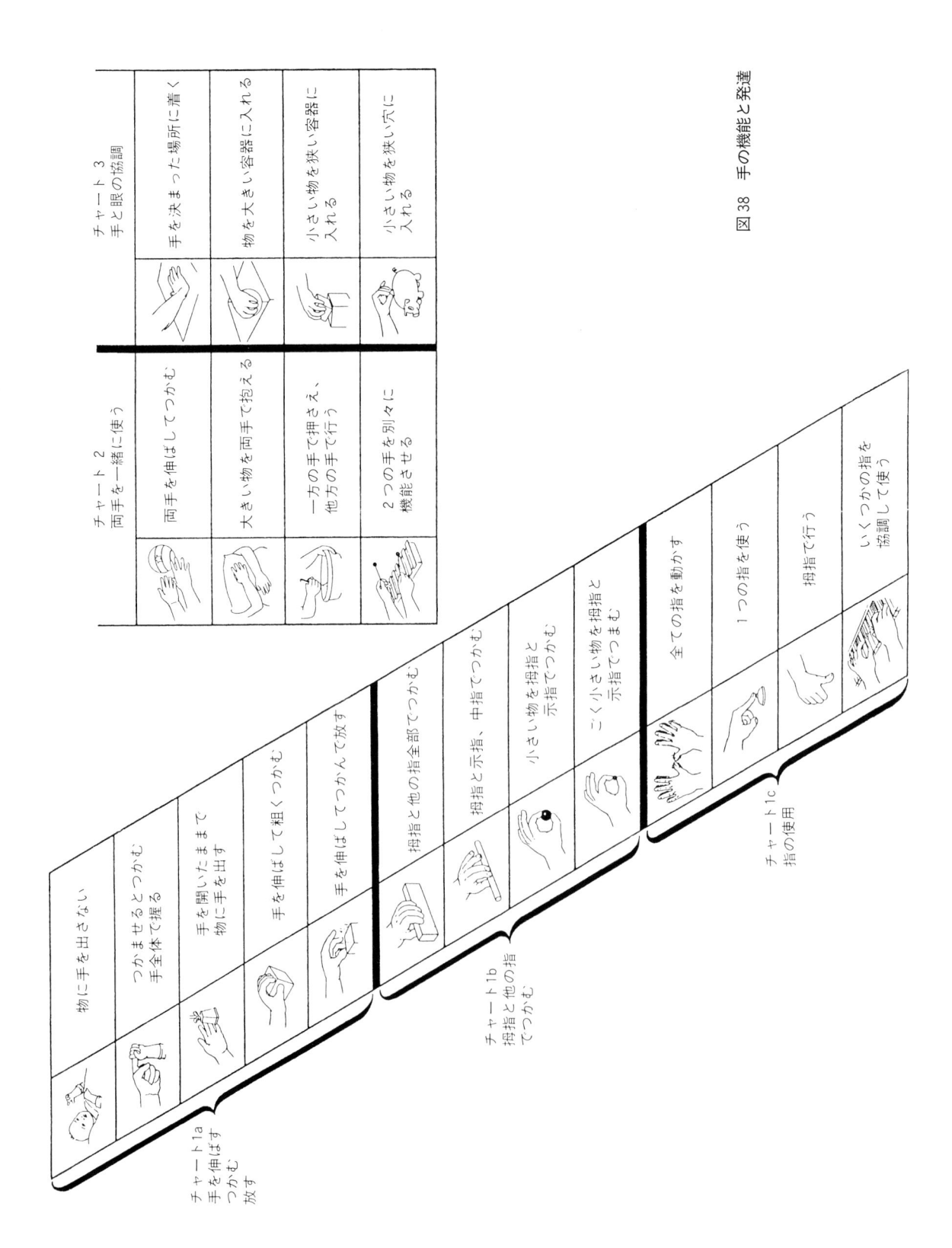

134　XII. 健康増進とふれあいの増強

チャート3 手と眼の協調	チャート2 両手を一緒に使う	チャート1a 手を伸ばすつかむ放す	チャート1b 拇指と他の指でつかむ	チャート1c 指の使用
手を決まった場所に着く	両手を伸ばしてつかむ	物に手を出さない	拇指と他の指全部でつかむ	全ての指を動かす
物を大きい容器に入れる	大きい物を両手で抱える	つかませるとつかむ手全体で握る	拇指と示指、中指でつかむ	1つの指を使う
小さい物を狭い容器に入れる	一方の手で押さえ、他方の手で行う	手を開いたままで物に手を出す	小さい物を拇指と示指でつかむ	拇指で行う
小さい物を狭い穴に入れる	2つの手を別々に機能させる	手を伸ばして粗くつかむ	ごく小さい物を拇指と示指でつまむ	いくつかの指を協調して使う
		手を伸ばしてつかんで放す		

図38　手の機能と発達

児期の遊びについて記載する。乳児期の遊びは，母親や兄弟，その他の養育者が相手になり行われることが多い。また，ガラガラ，箱，積木，ラッパ，太鼓などおもちゃで行われることも多い。ここでは乳児の発達に適した感覚運動遊びに適当なおもちゃについて記載する。

乳児の発達は手を使うことにより促進される。したがってここでは手の機能を促すようなおもちゃを手の発達段階と手の状態[42]にしたがってまとめた。これは正常乳幼児のみでなく障害児の手の機能を促すためにも使用できるように工夫されている。

a) 乳幼児のおもちゃ

(1)手の機能と発達段階

手の機能と発達について図38に示した。

手の機能は図38に示すように，①手を伸ばす，つかむ，放す，②拇指と他の指でつかむ，③指の使用，④両手を一緒に使う，⑤手と眼の協調，の5段階があり，おのおのはさらに4〜5段階の発達レベルに細分される。チャート1aが①，チャート1bが②，チャート1cが③，チャート2が④，チャート3が⑤に該当する。

(2)発達段階と興味のレベル（図39〜43，表37）

図39〜43の与えて良いおもちゃの種類の所に興味のレベルとして第1レベル，第2レベル，第3レベルの記載がある。これは正常な小児は，1つの発達段階において，第1レベルのおもちゃから第2，第3へと自然と移行する。ところが身体障害児やポリオ麻痺で運動障害があり，まだ手を伸ばして物を取ろうとしない段階の時は，年齢や知能に応じて第2，第3レベルのおもちゃを与えると良いことを示している。ポリオで麻痺してしまった正常知能の10歳の学童はレベル3のおもちゃにより，手を伸ばそうとする行動が促進される。

(3)手の機能の発達段階とおもちゃ

手の機能の発達段階と適当なおもちゃを図39〜43に示す。おもちゃはアメリカのものであるので，一部我が国ではないものがある。同じように機能する物を選べば良い。乳児が最初に興味を示すのはレベル1のおもちゃである。

3つの興味のレベルに合ったおもちゃの種類

第1の興味のレベル：物を見，押したり，触ったり，あるいは口へ持っていって落とすような興味のおもちゃ

第2の興味のレベル：少し手に持ったり，動かしたり，投げたり，容易にバラバラにして遊ぶようなおもちゃ

第3の興味のレベル：使い方を少し教えれば，制作が簡単なおもちゃゲーム

おもちゃの与え方として星[43]は次のことをあげている。

①子供の発達に見合うもの

②遊びを発展させるもの

表37 発達段階と与えてよいおもちゃ

発達段階	段階の特徴	おもちゃの狙い	与えて良いおもちゃの種類
物に手を伸ばさない	無目的に手を動かし対象物に触らない 手をいろいろな方向に動かすが，直接物に触らない 赤ちゃんは本質的には眼で見，無目的に手を動かす	刺激して物に手を伸ばそうとする意欲を出させる	吊り下げるか，興味を引くおもちゃ 吊り下げて動き，大きな，明るい色の，音がする，触ってみたくなるようなおもちゃ 第1レベル：保育モビル，赤ちゃんのベッドに吊るすべル，吊るして触ると音が出るおもちゃ，風船 第2レベル：明るい色の自動車（トラック）きれいなお人形，光っているボール
手を握っている 刺激するとつかむ	手を握っている：刺激するとつかむ 手を未だ握っているが，赤ちゃんは近くに置かれた物は周りに自発的に手を持っていく 直接物に手を伸ばさない	手に持たせるか，近くに置いて物を握らせる	ガラガラや手でいじるおもちゃ 長くて細い，音がする，柔らかいか，硬い，手でいじれる部分のあるおもちゃ 第1レベル：吊るガラガラ 　　　　　細長い大豆の袋 　　　　　ガラガラ 第2レベル：太鼓，手で振る鈴，手に持って打つと音が出るおもちゃ 第3レベル：自由に折り曲がる犬の人形 　　　　　木琴 　　　　　音楽を聴かせてバトン
手を開いたままで物に手を伸ばす	手を開いたままで物に手を伸ばす 赤ちゃんは未だ時に握った手で物を打つが，手を開いて手を伸ばし触れて，押すことができる	手を伸ばして物をつかむ	動く，音のするおもちゃ 打ったり，押したり，押さえたりするおもちゃ 握っている手あるいは開いている手で前腕を大きく動かすと触れ，音が出たり動いたりするもの 第1レベル：起き上がり道化人形 　　　　　吸盤つきガラガラ 　　　　　カネの音が出る吊りおもちゃ 第2レベル：押すとキーキーいう本 　　　　　押すとベルが鳴るブタ 　　　　　引くと音が鳴るニワトリ 第3レベル：金銭登録器 　　　　　渦巻鋼線おもちゃ 　　　　　パンチバック
手を伸ばして未熟なつかみ方でつかむ	手を伸ばして未熟なつかみ方でつかむ 手を伸ばして未熟なつかみ方で物をつかむことができる しかしながらつかんだ物を充分につかんでいないか，長時間持っていないで落としてしまう	つかむことができなくても，手を伸ばしてつかみたくなるような物	つかんだり，投げたりするおもちゃ 小さいつかんで遊ぶおもちゃ おもちゃの一部をつかんで遊べるおもちゃ 容易につかめ，持っていられ，放せるか，少し持って遊べる物ならどんな物でも良い 第1レベル：つながっているガラガラ 　　　　　小さいプラスチック製ブロック 　　　　　縫いぐるみの犬 第2レベル：小さいトラック 　　　　　重ね箱 　　　　　容器に入った人間 第3レベル：握る器具，吸盤つきコマ 　　　　　容易につめるブロック
手を伸ばしてつかんで放す	手を伸ばしてつかんで放す 手を直接伸ばしてつかみ，手全体でしっかりとつかんで，そして自分の意志で放す 赤ちゃんは手を開いたり，握ったりが出来始める	手を開いたり，握ったりする能力を促す	ギュッと握ったり，型にはめるおもちゃ ギュッと握ったり，バラバラにしたり，積み重ねたり，型にはめるおもちゃ 握ったり，開いたり，繰り返しするおもちゃならどんな物でも良い 第1レベル：ギーギー音の出る，ギュッと握るおもちゃ 　　　　　柔らかいボール 　　　　　ゴムのキューというおもちゃ 第2レベル：回転ボーリング 　　　　　積み重ねピラミッド 　　　　　手で握るアヒル 第3レベル：ギュと握るボール 　　　　　プラスチック製の文字

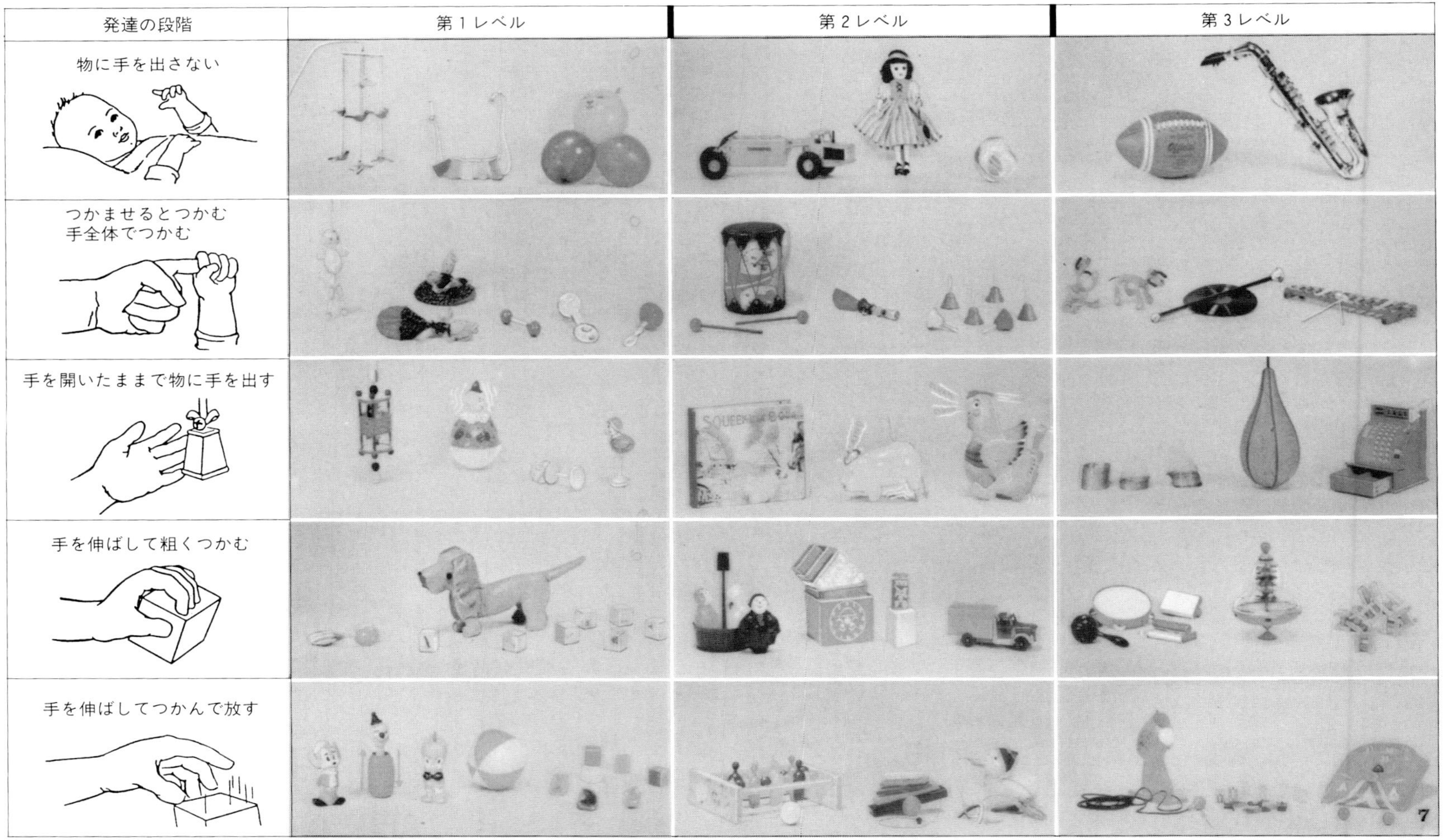

発達の段階	第1レベル	第2レベル	第3レベル
物に手を出さない			
つかませるとつかむ 手全体でつかむ			
手を開いたままで物に手を出す			
手を伸ばして粗くつかむ			
手を伸ばしてつかんで放す			

図39 チャート1a 腕を伸ばす，つかむ，放す

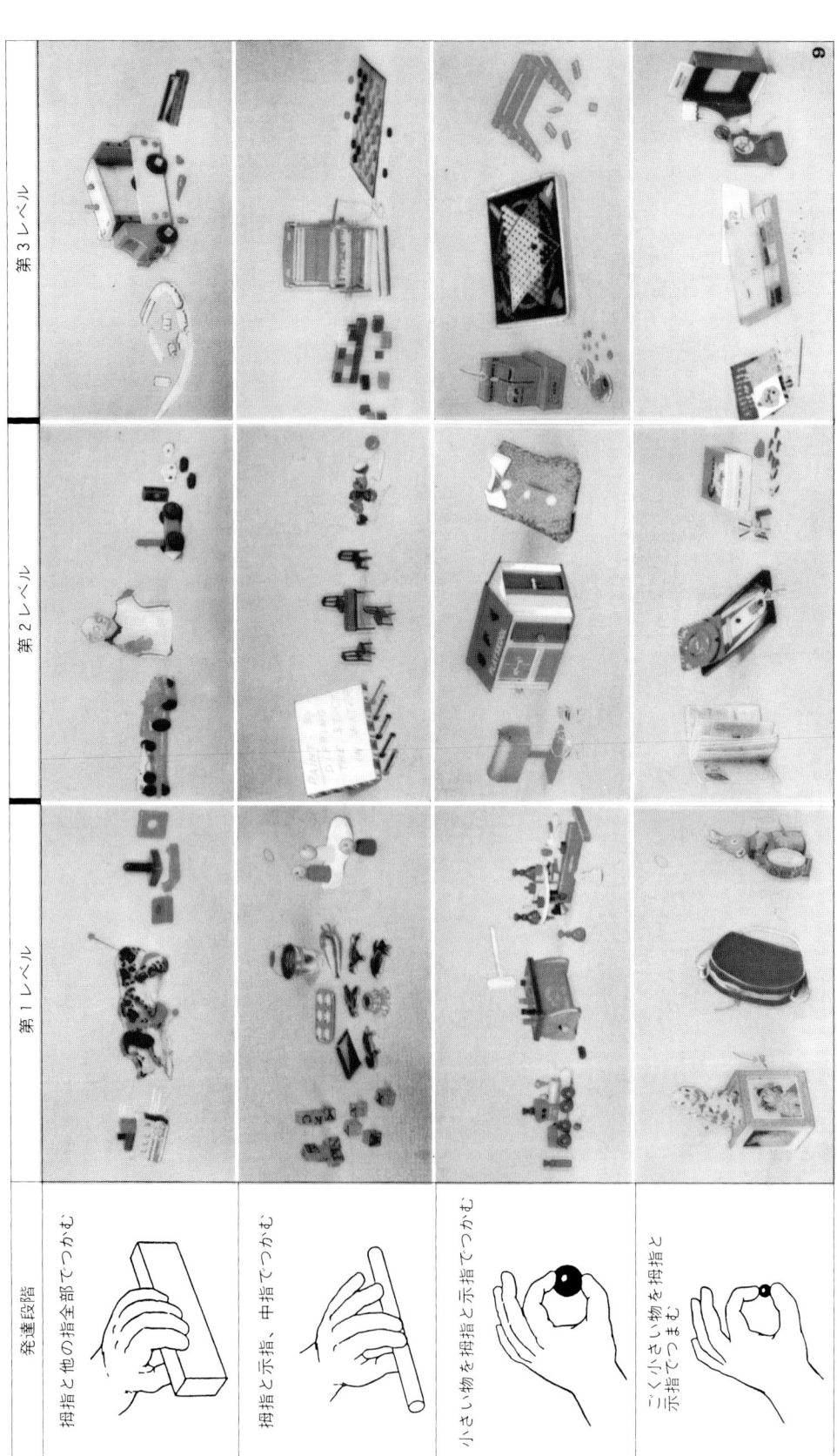

XII. 健康増進とふれあいの増強

発達段階	第1レベル	第2レベル	第3レベル
拇指と他の指全部でつかむ			
拇指と示指、中指でつかむ			
小さい物を拇指と示指でつかむ			
ごく小さい物を拇指と示指でつまむ			

図40 チャート1b 拇指と他の指でつかむ

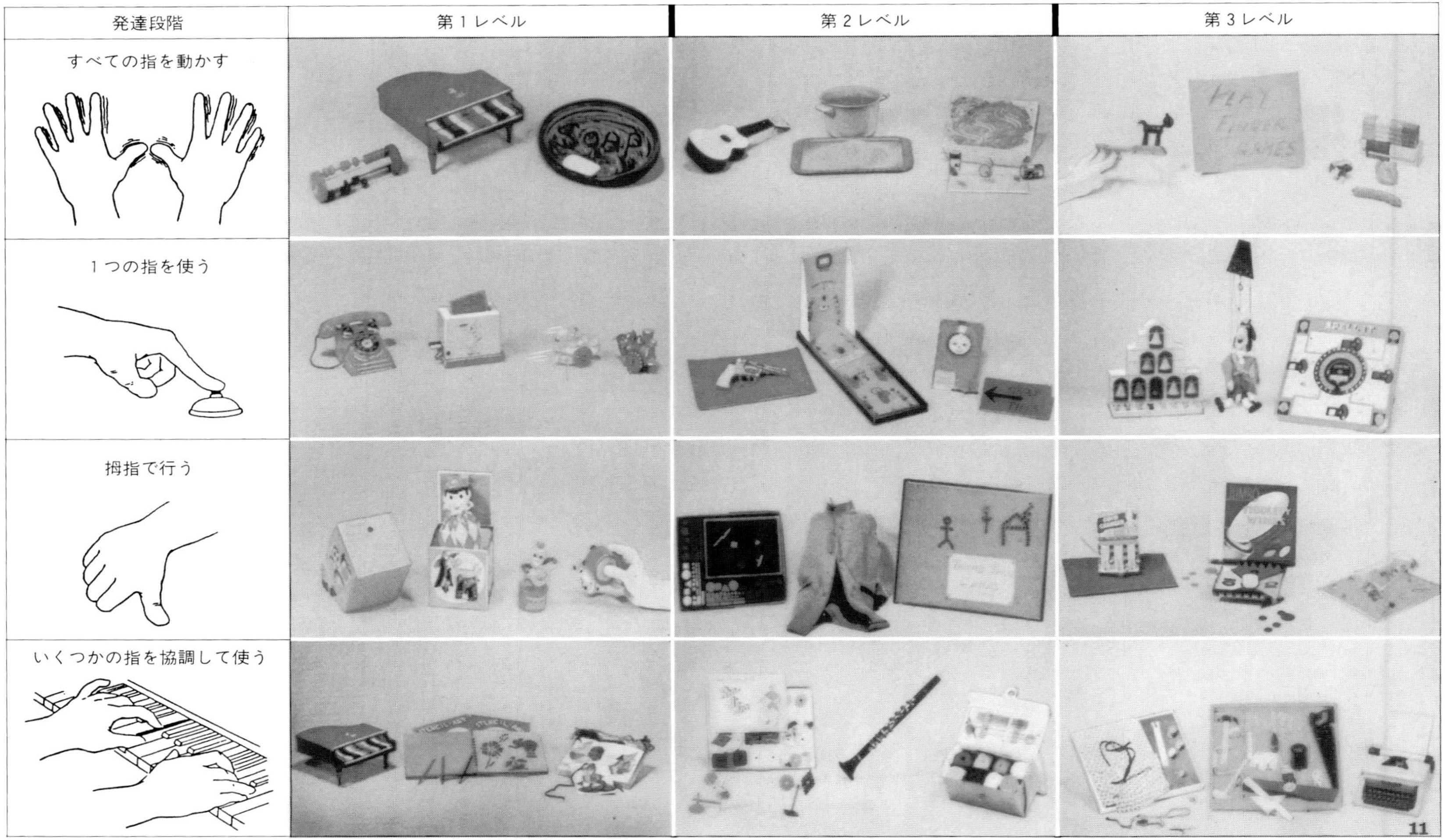

4. 遊 び　139

発達段階	第1レベル	第2レベル	第3レベル
すべての指を動かす			
1つの指を使う			
拇指で行う			
いくつかの指を協調して使う			

図41　チャート1c　指の使用（指を使う）

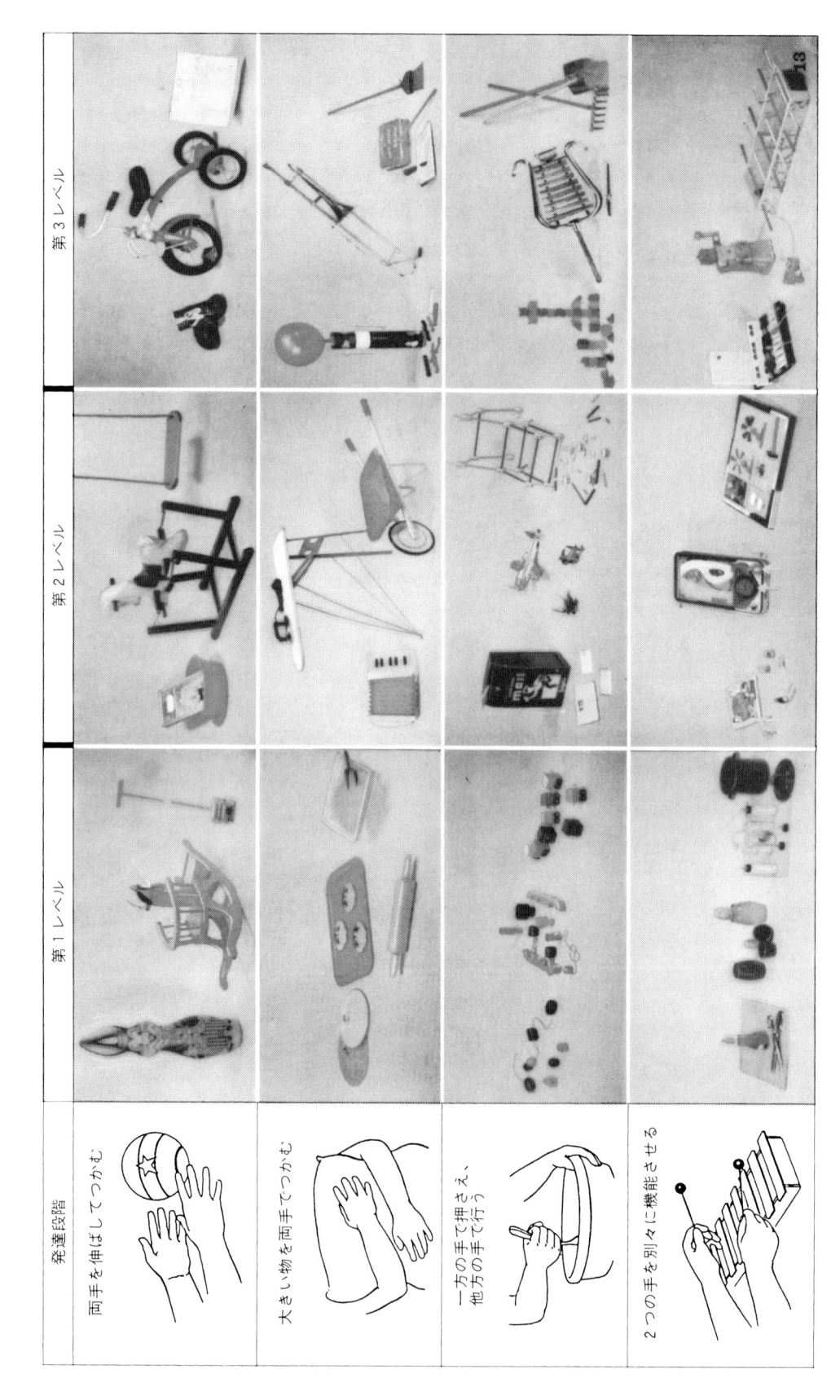

140　XII. 健康増進とふれあいの増強

発達段階	第1レベル	第2レベル	第3レベル
両手を伸ばしてつかむ			
大きい物を両手でつかむ			
一方の手で押さえ、他方の手で行う			
2つの手を別々に機能させる			

図42　チャート2　両手を一緒に使う

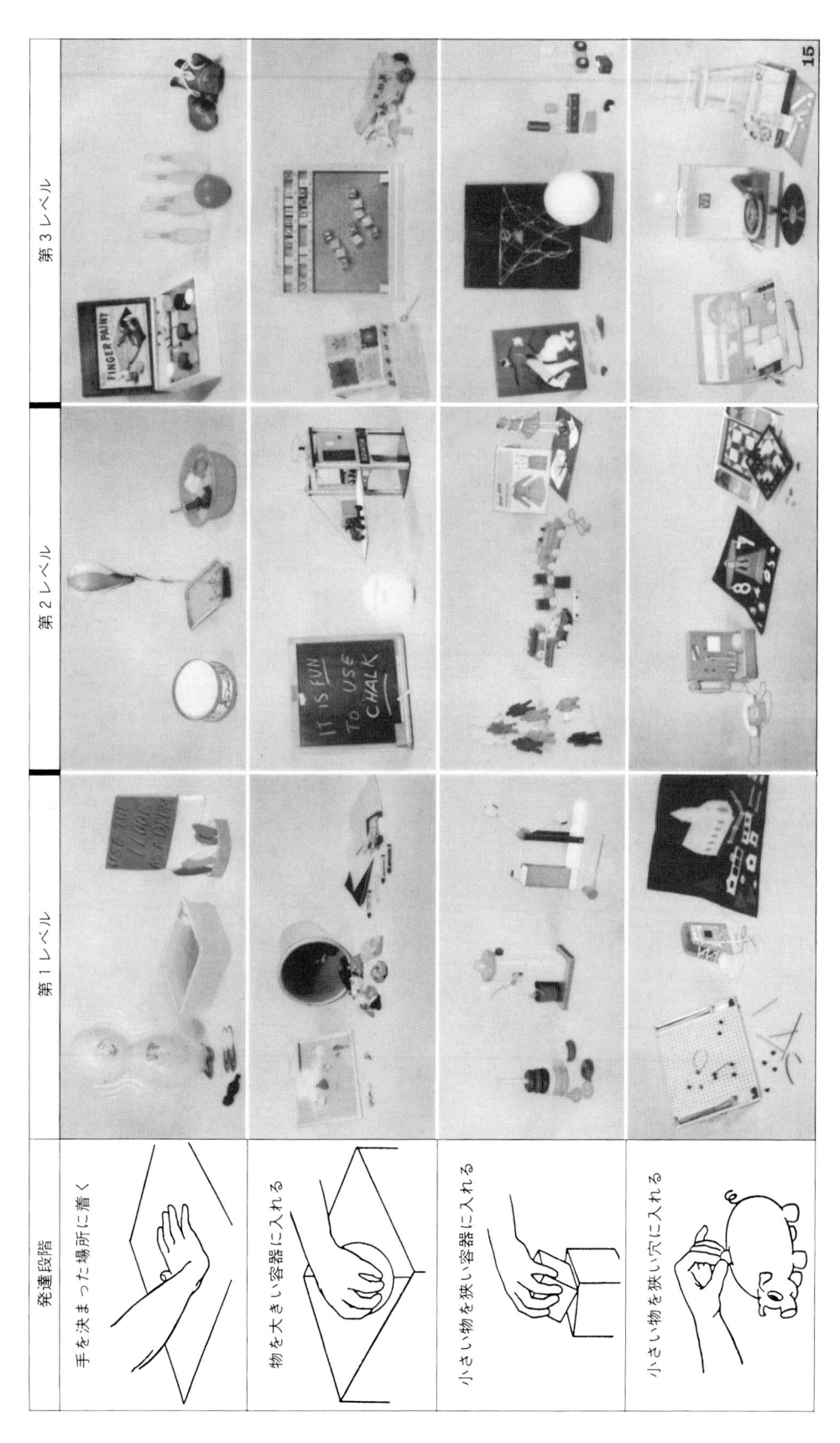

4. 遊び 141

図43 チャート3 手と眼の協調

発達段階	第1レベル	第2レベル	第3レベル
手を決まった場所に着く			
物を大きい容器に入れる			
小さい物を狭い容器に入れる			
小さい物を狭い穴に入れる			

③丈夫なおもちゃを数少なく
④一時に沢山のおもちゃを与えない
⑤子供のおもちゃを尊重する

そして各年齢に適当なおもちゃとして表38にまとめる。これはおもちゃを運動能力を伸ばす，音感・リズム感を育てる，創造性を育てる，社会性を伸ばす，知識を広げる，の各分野ごとに各年齢別に適当なおもちゃを掲載したものである。

附

知能の発達

ここではPiaget[44]の説を記載する。

a. 感覚運動的段階（0～2歳）

0歳から言語の出現する頃までの知能発達で，眼，耳，触感などの感覚器と手を使用して眼の前にある物理的環境や社会的環境を認知していく段階をいう。この年代では，物理的環境と社会的環境を特に区別することなく，あたかも目前に示された絵でも眺めているように見ている。また目前にある対象物が目前より消失すれば忘れてしまう。ところが，この段階の終わり頃になると，ソファーの後ろに転がったボールを探そうとする「対象物の不変性」がみられる。

b. 前操作的思考（1～6, 7歳）

言語の獲得に伴い，目前に物がなくても心の中でイメージとして思い浮かべ，これに基づいて描画，工作などいろいろな遊びができる。しかしこの段階の子供は，理論的な思考が十分にできない。

形の同じコップAとA′に同じ数のビーズを入れ，子供に確認した後で，A′のビーズをもう1つ別の背が高く幅が狭いコップBに移してから，AとBのビーズが同じ数かを尋ねると，4～5歳の子供は，多くは量が変わったと答える。そして6～7歳になると同じと答える。

c. 具体的操作（6, 7～11, 12歳）

子供に各種の基本的な概念が生じ，かつ具体的事物を取り扱っている限り，子供が理論的思考を行うことが出来る段階である。長さの異なる何本かの棒を見ただけで，短い物から順に並べ換えたり，いくつかの鳥や動物，魚の絵をそれぞれにサブクラスに分類できる。

d. 命題的または形式的操作（11，12歳～）

　言語や記号という形式の上だけで，思考操作を行えるようになる．すなわち「もしこうなれば，こうである」というような仮説演繹的思考ができる．

表38　各年齢に適当なおもちゃ

	運動能力を伸ばす	音感・リズム感を育てる	創造性を育てる	社会性を伸ばす	知識をひろげる
0ヵ月〜6ヵ月	がらがら おしゃぶり	オルゴール		おきあがり	吊メリー
1歳	歯がため ダッグボール・押し車 おきあがり たいこ ラッパ			浮きおもちゃ ぬいぐるみ ビニール製動物	絵本 （身のまわりのもの）
1歳6ヵ月〜2歳	ビニールボール 引き車 木製のりもの 木馬・すべり台 いす式ブランコ	レコード ドラム 卓上ピアノ 木琴	キューブ プラスチック積み木 クレヨン 鉛筆 バケツ ジョーロ 砂あそび 積み木（色つき）	でんわ 抱き人形 木製トラック ビニール製自動車 水鉄砲	絵本 （のりもの） （動物） （生活）
2歳6ヵ月〜3歳	二輪車 自動車 パンチボール 紙風船 ビニールボール 鉄琴 ブランコ シーソー	ハンドカスタ シンバル トライアングル 童謡レコード 鉄琴（リズム）	ねんど・クレヨン はさみ・はりえ・積み木 トンカチ積み木 砂あそび（シャベル・くまで・バケツ） おりがみ ピクチャーパズル	人形 ままごと お店屋セット 汽車セット 機関銃 金属のりもの ゼンマイのりもの ゼンマイ動物	絵本 （簡単なお話） 紙芝居 計算器
4歳〜幼稚園	平均台 なわとび・まり 二輪車 スケート 輪なげ ベビーバスケット ボーリング ゴルフ 野球セット	たて笛 童謡レコード シロホン （マーチ） （リズム） オルガン	きびがら・ブロック クレヨン・レゴ はさみ ちえの輪 えのぐ 大工道具 おりがみ ビーズ・モール	ままごと きせかえ人形 コリントゲーム ダイヤモンドゲーム かるた トランプ 電池のりもの リモコン自動車	いろは積み木 数あそび 文字あそび 絵本 （観察・お話） 絵本百科 望遠鏡 双眼鏡
6歳〜小学校	なわとび スカイパンチ 野球 ボール お手玉・ビー玉 おはじき めんこ 自動車	ハーモニカ オルガン レコード ピッコロ	クレヨン えのぐ ブロック レゴ 大工道具 プラモデル	きせかえ人形 ミニチュアカー かるた・トランプ すごろく・手品 野球盤 レーシングカー	図鑑 望遠鏡・磁石 虫めがね 理科あそびセット （顕微鏡） 地球儀 カメラ

（原　美智子：小児科診療46：pp.65, 1983より）

XIII. 乳児の身体所見と対応の仕方

1. 舌小帯[45]

　新生児を回診していると舌小帯が舌の先の方まで付着している新生児に遭遇する。これらの新生児の中で舌小帯を切ることが必要な新生児は，舌小帯が付着していて母乳が上手く哺乳出来ない新生児のみである。舌小帯がいくら先端の方まで付着していても母乳が良く飲め，体重増加も順調な時は切断する必要はない。また舌小帯が短くてそのため大きくなって言語障害をきたすこともまずない。

　1ヵ月健診の時に母乳分泌が良好なのに体重増加が思わしくなく，診察すると舌小帯短絡があり，このため乳首が上手くくわえられず，切断することにより母乳栄養がスムースにいく乳児をしばしば経験する。舌小帯切断は，少し切断すれば十分で，一部が行っているように縫合するほど切断する必要は，特別な症例を除いてまずない。

2. 睫毛内反症（逆さ睫毛）

　乳幼児にしばしば認められる睫毛内反症は通常，乳児は皮下脂肪が多く，下眼瞼の皮膚が過剰のため睫毛が内方へ向かうものである。普通は成長するにつれ，顔面骨の発達に伴い自然に軽快することが多い。睫毛内反症は睫毛が角膜を傷つけ，視力障害の原因となるので問題がある。しかしながら乳児の睫毛は柔らかいので，角膜に接触しても著しい障害をきたすことはないので，1歳半頃になっても軽快傾向のない時に眼科を紹介する。実際眼科では睫毛内反症があっても4〜5歳まで経過を観察し，自然軽快の傾向が無く，角膜障害を生じる場合に手術を行っている。

3. 眼瞼下垂

　眼瞼下垂は視力と美容上で問題となる。視力が正常で両眼性の場合は，しばしば顎を上げて見るので，視機能障害をきたすことは少ない。したがって手術は急ぐ必要はない。学校に入学して下垂が学習の妨げになったり，美容上の問題で本人が負担を感じるような時は手術を行う。

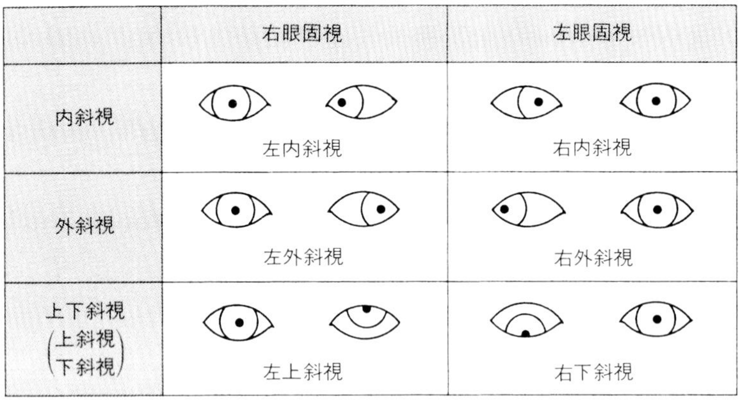

	右眼固視	左眼固視
内斜視	左内斜視	右内斜視
外斜視	左外斜視	右外斜視
上下斜視 (上斜視) (下斜視)	左上斜視	右下斜視

図44 斜視の種類

下垂が片眼性の場合は，視力障害の危険のない時は手術を急ぐ必要はない。下垂のため視力障害の危険がある時のみ，早目に手術を行う。いずれにしても眼瞼下垂がある時には，早期に眼科に紹介し，視機能管理を行うようにする。

4. 斜 視

斜視は視線のずれる方向により内斜視，外斜視，上下斜視に分けられる（図44）。両眼視した時に光点が瞳孔より外側にある場合を内斜視，内側にある場合を外斜視，下にある場合を上斜視，上にある場合を下斜視という。約1m離れた距離よりペンライトを見せ，左右瞳孔に写る光点より診断される。

この他に斜視は起こり方により恒常性と間歇性に分けられる。斜視が常に見られるものを恒常性斜視，斜視が常に見られないものを間歇性斜視という。間歇性外斜視は遠くを見たり，離れてぼんやりした時に見られ，1歳6ヵ月頃気付かれることが多い。また1歳過ぎになり眼の調節が強くなるため，近くを見る時に生じるものを調節性内斜視という。共に眼科的治療が必要である。

斜視は片眼の視力障害や，神経炎，脳腫瘍の場合に二次的に生じることもある。

いずれにしても育児相談で斜視を発見した時は，眼科に紹介し，専門医の指示にしたがう必要がある。手術は手術後の訓練の関係で，言うことをきく2〜3歳以後に行われることが多い。

斜視を放置すると弱視や両眼視機能障害をきたすため，視機能の完成する6歳頃までに治療を行う。

斜視の治療方針については田中[46]のを紹介する。

内斜視では，生後1年頃までに発症する乳児内斜視とそれ以後に発症するものがあり，後者

では調節性内斜視が多くみられる。乳児内斜視は手術的治療を要するが，手術年齢は2～3歳とし，それまでは弱視の予防と治療が必要で健眼遮閉などを行う。調節性内斜視は中等度以上の遠視に伴い生じるもので，小児が近くの物に興味を示し始める2歳過ぎに近くの物を見る時に内視するので気付かれることが多い。治療には完全矯正の眼鏡を装用させる。

　外斜視は手術的治療の対象となるが，間歇性外斜視では視力や両眼視機能も比較的良好なことが多く，手術時期は内斜視より遅くて良い。斜視が常にみられる恒常性外斜視では両眼視機能が不良となりやすいため早目に手術を行う必要がある。

　上下斜視は上・下直筋や斜筋のアンバランスにより生じ，筋の不全や過動を伴う。両眼視の保たれやすい方向に顔を回したり，顔を傾けたり（眼性斜頸）していることもある。上下ずれは，僅かでも両眼視機能障害をきたしやすいので手術を行う。

　乳児は両眼窩間が広いため，正面を見ると眼が寄って見えることがある。これを仮性内斜視という。この時は鼻根部をつまむと白眼が内側に残っていることより診断される。

5．眼球振盪（眼球の異常運動）

　眼振は視力障害や脳障害に伴うことが多い。眼振には一方向にゆっくりと逆方向に急激に動く律動性眼振と，両方向に等しい速度で動く振り子様眼振がある。また方向により水平，垂直，回転眼振に分けられる。その他，小児では方向，速度の一定しない眼彷徨 eye roving がある。これは先天異常や高度の脳障害に伴って見られることが多い。普通の眼振は45度斜を見せた時に最も観察されやすい。視力障害があると，物を見る時に焦点を合わそうとして眼振がみられる。眼振を発見した時は，小児神経学的診察と眼科的診察の両方が必要である。

6．白内障

　白内障はいろいろな原因（表39）でみられる。もし白内障が存在した時は，他の症状を加味して原因の検討を行う。水晶体偏位はMarfan症候群やホモシツチン尿症でみられる。

7．斜　頸

　一側の胸鎖乳突筋が抱縮する疾患である。先天性斜頸は出生時，既に胸鎖乳突筋に索状物として腫瘤を触れ，治療を要する。いわゆる筋性斜頸は出生時には認められず，生後1週間位から小さい硬い腫瘤として触れる。腫瘤は3週間頃まで増大し，生後2～3週後に一側の胸鎖乳突筋に腫瘤として気付かれることが多い。診察法は顔を正面に向け，両手で左右の胸鎖乳突筋

表39　乳幼児の白内障の原因

1) 遺伝性白内障：常染色体優性，劣性，伴性
2) 胎内感染症：風疹・帯状疱疹・単純ヘルペス・サイトメガロウイルス・トキソプラズマ症
3) 未熟性
4) 代謝異常
　　a) ガラクトース血症　　b) 低傍甲状腺機能低下症　　c) 糖尿病
　　d) Refsum症候群　　　　e) Lowe症候群　　　　　　f) 低血糖症
　　g) マノシドーシス　　　　h) Alport症候群
5) 染色体異常：21 trisomy, 13 trisomy, 18 trisomy
6) 眼の異常：小眼症・欠損症・虹彩欠損症・瞳孔膜遺残
7) 症候群
　　a) Hallerman-Streif症候群　　b) Marinesco-Sjögren症候群
　　c) Conradi症候群　　　　　　d) ミオトニックジストロフィー
　　e) Smith-Lemli-Opitz症候群　f) Stickler症候群
　　g) Sotos症候群　　h) Potter症候群　　i) Cockayne症候群
　　j) Meckel症候群　　k) Rubinstein-Taybi症候群
8) 皮膚疾患
　　a) poikiloderma atrophicans (Rothmund-Thomson症候群)
　　b) 先天性魚鱗症　　c) 外胚葉形成不全
　　d) 色素失調症（Block-Sulzberger）

を触れると腫瘤が触知される。

　筋性斜視は早いものでは1ヵ月過ぎ頃より徐々に柔らかくなり，通常6〜12ヵ月を過ぎると約90％は自然治癒する。拘縮により頭部が患側に傾き，健側への側屈が制限されると同時に顔面は健側に向き，患側への回旋が制限される。自然治癒しない場合は，幼少児期では顔面は健側上方を向く特有な肢位をとり，頭部の変形も目立ってくる。

　治療としては，顔面が先に記載した特有な肢位の逆方向を向くように，枕の形，授乳の側，音や光の方向などを工夫する。1歳半を過ぎると自然治癒が期待出来なくなるので，手術的治療（切腱術）を行う。マッサージは意味がないばかりか，自然治癒を妨げる。

　なお腫瘤を触れないのに，頑固な斜頸位を呈するものが良くあるが，これは非対称性頭蓋（頭のいびつ）や非対称性緊張性頸反射によるもので，生後3ヵ月頃までは良くみられる。また乳児期後半から幼児期にかけて斜頸位を呈する他の疾患（眼性，耳性，炎症性，先天性，外傷性，斜頸）との鑑別も行う。

8．先天性内反足

　図45のように出生時より①前足部の内転，②踵骨の内反，③尖足，の3変形要素があり，

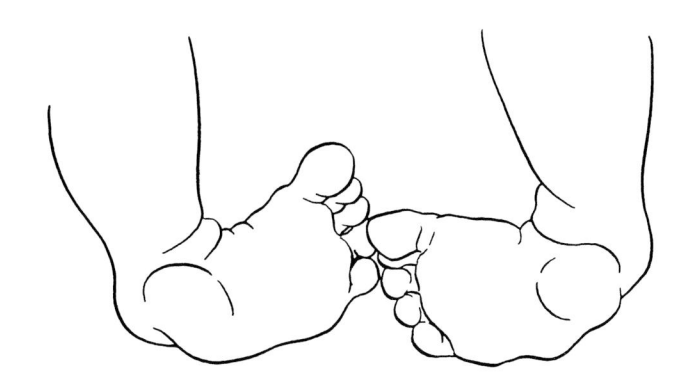

図 45　先天性内反足
三つの変形要素が組み合わさっている

足の高度の変形を認める。

　生後発見次第，矯正ギブスにより矯正位を保持する。変形の程度によるが，2～3ヵ月使用する。その後，後療法としてデニスブラウン副子や矯正靴などの歩行装具をかなり長期間使用し矯正位を保持する。非常に治り難い疾患である。

　普通の新生児でも胎内の肢位により内反足を認めることは良くある。これは胎内の肢位により変形したもので，矯正により容易に正常の肢位をとることができる。経過を見るだけで十分である。

　いずれにしても内反足がひどい時には，整形外科に紹介する。

9. 先天性股関節脱臼

診察法

　1) 新生児（生後1週間以内）：クリックサインテストがチェックの主体である。手技にはOrtolani 法や Barlow 法などがあるが，最も一般的なのが Ortolani 法である（図46）。テストは新生児を傷つけないよう愛護的に行うことが大切で，強い力を加えてはならない。

　2) 乳児：視診により以下のことをみる。①下肢の肢位および運動性の非対称性，②鼠径部，大腿内側，臀部下方の皮溝の非対称性。

　3) 脚長差，などの有無を良く観察する。

　次に開排制限の有無を調べるが，一般的に開排制限が70度以下の場合，さらに左右差が顕著な場合には要注意である。また，乳児でもクリックサインを認めることが良くあり，開排制限をみる際には注意して静かに行うことが大切である。強い力で開排するとクリックに気付かないことがある。触診で大腿骨頭の位置を調べることは実際に難しく，大転子の位置を調べる

a) 両膝をつかみ，母指を大腿内側に，他の4指は中指を中心として大転子部に当てる．

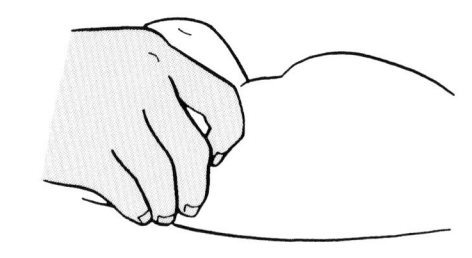

b) 股関節および膝関節を90度屈曲し，45度の位置で大腿部を長軸方向に骨頭に向かって圧迫する（もし股関節に高度な弛緩があれば，骨頭は後方に逸脱しクリックを触れる）．

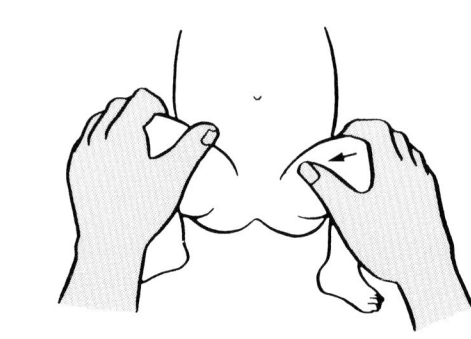

c) 上図の位置から股関節を静かに開排していく（脱臼の場合には開排の途中でクリックを触れる）．

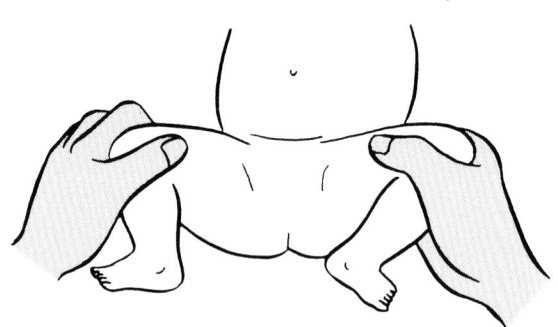

図46　Ortolani法によるクリックサインテスト

方が良い．脱臼の場合には大転子が健側よりも後方に触れる．

　普通の股関節脱臼は股オムツのみにより治癒する．臼蓋形成不全や大腿骨頸部の異常などがある場合は4～5ヵ月より整形外科的治療が必要である．LCCを発見した時は，必ず整形を紹介し，正しい処置を行う．

10．臍ヘルニア

　乳児健診で視診により発見される．触診してヘルニア門の大きさを確認する．早産低出生体重児に多くみられるが，普通は4～5ヵ月で自然に整復される．したがって乳児健診では生後6ヵ月頃まで経過観察し，整復されない時に外科に紹介する．

11. 鼠径ヘルニア

　鼠径部の腫瘤または一側陰嚢の腫大により気付かれる。触診してヘルニア門の確認およびヘルニア門の大きさを見る。ヘルニアの場合は外部よりの圧迫により整復されるが，陰嚢水腫では整復されない。乳児期出来るだけ早い時期に手術する。したがって育児相談でヘルニアを発見した時は，小児外科のある総合病院へ紹介する。

12. 停留睾丸

　胎児期は腹腔内に睾丸があり，陰嚢内に下降するため早産児では停留睾丸のことがあるが，修正月齢3ヵ月以内に陰嚢は下降するものが大部分である。正常の新生児では停留睾丸の頻度は5〜7％で3ヵ月以内にそのほとんどが陰嚢内に下降する。1歳を越えてからの頻度は約0.8％でこれが治療の対象となる。

　停留睾丸は鼠径ヘルニアの合併が高いこと，放置しておくと将来悪性化しやすいこと，精子形成能が低下すること，学童期の子供にとって陰嚢内に睾丸がないという心理的ハンディキャップを負う，などの理由により手術的に睾丸を陰嚢内に下ろす手術（睾丸固定術）が行われる。最近の停留睾丸の電顕的検索では2歳を過ぎると精細管基底膜の肥厚が始まることからホルモン療法もあるが，2歳を目安に手術に踏み切るべきといわれている。

13. 陰嚢水腫

　腫大した陰嚢が透光性を有することより診断される。乳幼児の陰嚢水腫は程度の差はあれ，ほとんどすべての症例が腹膜鞘状突起の開存によるもので腸管がその中に突出すれば，鼠径ヘルニアとなる。腹膜鞘状突起は新生児では約90〜95％に開存しており，1歳時にも約50％では交通がみられる。陰嚢水腫のみられる乳児は多数存在するが，1歳過ぎになると大部分は自然に吸収される。治療方針としては，合併症がない限り，1歳頃まで放置して置く。その後はまず水腫の穿刺排液を行い様子をみる。2〜3回穿刺しても効果がなく，水腫が常に緊満し，睾丸への血流障害が疑われる時は手術的治療を行う。

14．血管腫

　中心性母斑，単純性血管腫，苺状血管腫，海綿状血管腫，特殊型血管腫に分けられる。中心性母斑は体の中心に沿ってみられる紅斑で，うなじにみられる Unna 母斑，上眼瞼の紅鮭斑 salmon patch，額部の炎斑 nevus flammens などと呼ばれ，毛細血管の拡張による紅斑で，1～2年で自然に消退する。中心性紅斑はほぼすべての新生児に多かれ少なかれみられるもので眼瞼部は1年以内に消退し，前額部，項部はやや遅く消退する。

　単純性血管腫は消退することなく成長と共に増大する。大きなものでも身体の正中を越えることはない。浅在性のものはレーザー治療により良い結果を得るものもある。

　苺状血管腫は出生時には点状出血ほどであったのが，次第に皮膚の上に盛り上がり，数ヵ月で再び消退する良性の血管腫である。

　海綿状血管腫は深在性の血管腫で顔面，頸部，口唇に好発する。腫瘤の急速な増大はないが，拡張した血管に占められ，治療に難渋することがある。

XIV. 母親の訴えと対応の仕方

1. ミルクを飲まない

　ミルクを飲まない訴えがあった時は，乳児の成長と発達をまずみる。体重が新しい母子手帳の3～97パーセンタイル内にあり，発達が正常範囲の場合は，小児科的診察を行う。機嫌も良く，異常所見もない時は，母親に心配することはないから安心して哺乳をするように言う。母乳栄養の場合は，哺乳瓶と異なり，どのくらい赤ちゃんがミルクを飲んだか判らないため，母親が不安になることがある。体重増加も良好で機嫌も良ければ問題はないが，母乳不足の症状がみられた時は，混合栄養のアドバイスも時に必要である。

　人工栄養の場合は，哺乳量が毎回判るため，反対に母親が神経質になることがある。毎回同じ量をのまないと気が済まないのである。このような時は2～3ヶ月以後となると赤ちゃんは食欲のある時，ない時があり，毎回きちんと飲むわけではないことを話し，1日の哺乳量や1週間毎日どのくらい飲むかの哺乳量を目安にするようにする。kg当たり乳児で120～150 ml飲んでおり，機嫌も良く，体重増加も発達も正常範囲なら問題はない。食欲がないのにミルクを無理強いするとミルク嫌いの原因となる。また母親のミルクを飲まない焦りや不安が微妙に赤ちゃんに伝わり，ミルクを飲まなくなることもある。現在では母親のやり方が悪くてミルクを飲まないことはまずなく，多くは体質による個人差のことが多いので，母親を安心させ，ゆったりとした気持ちで哺乳する事をアドバイスすると良い。

　体重増加不良や哺乳困難，哺乳不良がある時はこれと平行して器質的疾患の有無を検索する。外国では failure to thrive syndrome の大部分が乳児虐待によるものであるが，我が国ではこのような例はごくまれである。赤ちゃんの個人差と母親の育児過護によるものが大部分である。ミルクをあげる時は楽しい，落ち着いた雰囲気であげる。

2. 離乳食を食べない，ごはんを食べない

　離乳食をあまり食べないという時は，離乳食の項をみて赤ちゃんの能力とお母さんの離乳食の与え方がずれていないかをまずチェックする。そして赤ちゃんの能力に合った離乳内容に持っていくようにする。食べる，食べないは個人差があるので，焦らずにやるようにする。

　幼児期になると，おやつを食べ食事を十分食べないことがある。食事の度に「食べなさい」

の連続ではなく，栄養を考えた食事を作り，強制すること無く食事を楽しい雰囲気で行えば，必要量はきちんと食べるようになる。多くの母親は熱心さのあまり，怖い顔をし，食事の度に「食べなさい」「じっとしてなさい」を連発するので，食事と聞いただけで食欲が無くなってしまう子供もいる。食べる，食べないは子供に任せ，食事中は楽しい，明るい雰囲気で小言を言わないようにする。

　子供は遊びが中心であるので，日中十分に遊ばせるようにする。そうすれば食欲も自然と出てくる。子供のしていることに，いちいち口出しをしないようにする。ただし，子供が構って欲しく側にきた時は，十分相手をしてあげるようにする。時にはお母さんも子供に帰って心から子供と遊ぶようにする。心行くまで遊ぶと食欲も出てき，夜もぐっすり眠るものである。

3．泣いてばかりいる，抱き癖

　赤ちゃんの気質によると，育てにくい子もいるが，大部分は普通の赤ちゃんである。それを抱き癖をつけ，神経質に育ててしまったのは母親の育て方である。最初の赤ちゃんは，母親が赤ちゃんを気にし過ぎ，泣く度や，声を出す度に抱っこし，起きている間中，構っている母親がいる。このようになると赤ちゃんは休む時や，独りでいたい時間や，自分でゆっくりと遊んでいる時間が無くなってしまうので，どうして良いか判らず，泣いてばかりいたり，抱き癖がついてしまうことがある。それ故，母親がこのような訴えをした時は，まず，赤ちゃんをどのように育てているかを良く聞き，その上でどうしたら良いかを相談する。このようなお母さんに，ただお母さんのやり方が悪いと怒っても駄目である。ますますどうして良いか判らなくなってしまう。どうして赤ちゃんがそうなったかをよく説明した上で，どうしたら良いかお母さんと扱い方についてゆっくりと話し合う。そうすると母親も問題点に気付き，それを改めようとするようになる。

　子供の気質でそうなっている時は，お母さんの責任でそうなっているのではないことを良く話し，おおらかな気持ちで赤ちゃんとつき合うようにする。母親を変えることはほとんど不可能であり，1日の大部分は母親がしているので，反対に母親の育児を認め，母親の不安を取り除き，安心させ，自信を持たせるのも1つの方法である。

4．夜泣き[47]

　夜泣きは夜中にひどく泣いて困る状態をいうが，乳児期では良くある訴えである。着物の着過ぎ，部屋の温度が高過ぎる，寒過ぎる，湿疹，腹痛などの身体的原因の他に，夜中にお腹が

空く，昼間や寝る前の興奮，眠りが浅い，昼夜の取り違え，生活時間の食い違いなどの原因がある。

　6ヵ月過ぎで体重がかなり重くなっているのに，離乳食が1回でミルクが主であるため夜中に空腹で泣き出すことがある。このような乳児はミルクを与えると良く飲み，スヤスヤと寝てしまうことで見当がつく。夜寝る前に離乳食を与えたり，ミルクを飲ませるようにする。離乳食が十分いくようになるとこうした夜泣きは消失する。

　昼間や就寝前に父親と遊びすぎて興奮し過ぎ，夜中に何か夢でも見たように夜泣きすることがある。たまに父親が早く帰ったり，夜帰宅した時に赤ちゃんを構いすぎないようにする。母親にしてみれば，父親の帰宅後が一家団欒の唯一の機会であるが，あまり遊びすぎないようにする。

　夜の眠りが浅いため夜泣きすることがある。このような場合は，昼間，外に連れ出したり，夕方散歩したり，ぬるいお風呂にゆっくり入れるなどして乳児を快く疲れさせるようにする。

　昼間や夕方，十分に昼寝をしたために夜になると目覚める乳児もいる。すなわち，昼夜の取り違えである。この時は，昼ねの時間を早くしたり，生活のリズムを変え，昼夜の取り違えを改めるようにする。

　父親が夜遅く帰宅するので，夜型の生活をしながら赤ちゃんのみを早寝させると，両者の生活時間の違いから夜泣きをすることがある。子供は早く寝るので，親が寝る頃に目覚めてしまうのである。幼稚園や学校に行く頃になると自然と朝型の生活になるので，このような家庭では子供を夜型の生活にすると良い。

　寝て2〜3時間後のパラ睡眠の時期に乳児は身体を動かしたり，眼をキョロキョロしたり，声を出したり，一見，起きているような動作をする事がある。このような時に，添い寝をしている子育てに慣れていない母親は，目覚めたのかと勘違いし，すぐ抱き上げてあやしたり，ミルクを与えてしまうことがある。そうすると乳児は夜2〜3時間ごとに目覚める癖がついてしまい，夜泣きの原因となることがある。夜泣きは一時的な状態であるので，親がいろいろと工夫し，徹底的につき合う気持ちでいれば自然に解決するものである。

5．指しゃぶり

　乳児は2ヵ月頃より手を口へ持っていってしゃぶるようになるが，指しゃぶりの訴えは6ヵ月以後に多くみられる。乳児が生後一番最初に情緒的安定を得るのは空腹の時に十分ミルクを飲むことであろう。母乳栄養と人工栄養を観察してみると，母乳の子は10分足らずで80％以上哺乳するが，その後15〜20分位遊び飲みをしている。そして哺乳に引き続いて寝てしまうことが多い。これに対し，人工栄養では数分でミルクを飲み終わると哺乳ビンを取られてし

まう。その後しばらく覚醒しており，ぐずってから寝る。哺乳後お腹は一杯になったのに何となく物足りない感じを受ける。

　このように乳児の情緒安定が哺乳時の口唇刺激によりもたらされるので，乳児はつい指しゃぶりをしてしまうことになる。普通の指しゃぶりは歩き始め，外遊びが多くなるにつれ自然に消失してしまう。今述べた理由から，乳児期の指しゃぶりは決して心配するものではない。どうしても止めさせたいのなら，おしゃぶりを与えるのも1つの方法である。

6．下肢を着かない，寝返りを打たない，腹ばいをしない，立っちをしてしまう

　頸が座り，寝返りが出来，お座りをし，ハイハイしてからつかまり立ち，つたい歩きをし，歩き始めるのが普通の発達であるが，乳児の中にはお座りの後，下肢を着かず，腹位を嫌がり座っていざって移動し，歩行開始が18ヵ月以後と遅れるものや，寝返りをしない乳児がいる。反対に，座位の後，腹這いを嫌がりすぐつかまり立ちをし，早く歩き始める乳児などがいる。それらの乳児は正常発達の個人差で，いずれも異常ではない。下肢を着かない，腹這いをしない，などの訴えがあっても他の発達は正常で，脳障害を起こすような原因も存在しないし，頭囲も月齢相当であれば心配はない。

7．人見知りがひどい

　人見知りは乳児が母親を認識する7ヵ月頃みられる現象である。乳児の人に対する反応を調査してみると，新生児は絵であろうと人であろうと人の顔の輪郭や特徴を持ったものに反応する。2ヵ月頃から追視が見られるようになり，その後いろいろな音や物に反応を示すようになる。ところが4ヵ月を過ぎる頃から，人の声や顔に特に反応を示すようになる。そして7ヵ月になると養育者，普通は母親が判り，他の人と区別がつくようになる。この頃，母親以外に示す反応が人見知りである。

　乳児は育児過程を通じて母親との愛着（アタッチメント）が成立し，さらに信頼関係が成立する。これを基にして母親を基地として乳児は安心して外の探索行動を行うようになる。人見知りがひどいということは，母親に対する愛着がより強いとも考えられるし，反対に母親との分離不安が強いとも考えられる。このような時は，無理に母親と離そうとせず，十分抱いたり，接触を行うようにすると，自然と人見知りは治まるものである。幼児になってからも相手に対し急に不安を抱く時は，人見知りがみられることもある。また，人見知りが強いのは乳児の性

質の違いとも考えられ，いずれにしても異常とはいえない。

8．頭の形がいびつ

　大部分の赤ちゃんは向き癖があり，多かれ少なかれ頭の形がいびつの赤ちゃんが多い。「頭の形がいびつ」は4～7ヵ月頃が最も気になり，歩き始める頃になるとあまり気にならなくなり，2～3歳以後になると自然と治ってしまうものである。斜頸とか脳奇形など特別な原因がない限り，頭のいびつは心配のないものである。歩き始める頃になるとあまり気にならなくなり，2～3歳以後になると治るものであることを母親に話し，安心させるようにする。

9．かんで飲む乳首（ビーンスターク Bean stalk）

　最近育児相談で平成4年1月より発売されたO製薬の「かんで飲む乳首ビーンスターク」が問題となっている。近頃，母親が薬局に乳首の替えを買いに行くとビーンスタークをすすめられる。その宣伝文句に曰く。「赤ちゃんは母乳を"吸って"飲むのではなく，お母さんの乳首を"嚙んで"飲んでいることが近年の研究で明らかになりました。しかし，これまでの哺乳用乳首は，ミルクを吸って飲む乳首であり，その結果，嚙む動作に共通するあごの運動を赤ちゃんが忘れてしまい，咀嚼器官の発達低下の大きな原因となっていると思われます」。大概のお母さんはこの宣伝文句につられ購入するが，うまく飲めなかったり，嘔吐してしまう赤ちゃんがおり，お母さんが困っていることが多い。この乳首を使わないと赤ちゃんの顎の発達が悪くなることを心配しているのである。現在までの新生児の哺乳の研究によると赤ちゃんの哺乳運動は嚙むのではなく舌の蠕動運動である。日本の哺乳運動研究の第一人者である二木武博士によると理想の人工乳首として次のことを述べている。「赤ちゃんの哺乳運動の大切さについて，ぜひとも，お母さん方に知ってほしいのです。赤ちゃんが母乳を飲むという行為は，単に乳首を嚙んだり，吸ったりというものではなく，口の中全体を使って，乳首から母乳を絞り出すという舌の蠕動運動なのです。これがその後の顎の正常な発育を確保するために必要な運動となるのです。したがって，人工乳首の場合でも，単に嚙んだだけでミルクが出てくるというのでは不適当です。理想の人工乳首とは，母乳を飲むのと同じような蠕動運動と努力を要するものが最良です。」

　したがってかんで飲む乳首ビーンスタークは新生児の自然の哺乳運動とは合わない乳首といえる。育児相談をおこなう医師は乳児の哺乳動作について正しい知識を持ち，人工乳首の使用について正しい指導をおこなうことが望まれる。母乳の赤ちゃんは決して乳首をかんで哺乳をしているのではない。

XV. 社会生活が送れる子どもに育てるために

　頭がよくて学校の成績も良く大学を卒業したが就職すると長続きしないで辞めてしまうか，家に籠もるか，アルバイトでフリーターとして生活している若者がいる。これらの子どもたちは過保護，過干渉で知識・技能はあっても，社会的知性の発達が未熟なため社会生活に適応できないためと考えられる。「子どもが大きくなって人並みか，それより幾らか良い生活をする」が大部分の親の願いであるにも拘らず，このような子どもたちが育つのは何故であろうか。育児相談においてこのような子に育てないためにどのような助言をしたらよいかについて記載する。

　学校における成績と関係する知識・技能は主に知能指数IQと関係するものである。IQとその後の社会生活が比例しないことは周知の事実である。頭はあまり良くなくても皆に好かれ，仕事も順調で結構よい生活をしている人がいる。学校で教育する知識・技能以外に社会生活に必要な一般的IQが存在する。一般的IQは前頭連合野の機能と関係する社会的知性の脳力で人間関係を基本とした社会生活をスムースに行う知性である。そしてこの知性の基礎は家庭生活と集団的遊びにより形成される。親が子どもにどんなことを教育するかではなく，どんな生活を子どもに体験さすかである。このための豊かな環境と貧しい環境がある。豊かな環境とは子どもの話をよく聞き，子どもを受け入れ，何かするときは役割分担を決め協力して行う。庭に花壇を作る，夕食の準備や後片付け，旅行の相談などである。旅行するときは大人の考えでなく一緒に相談・計画する。見物する場所も子どもの意見を入れて行う。社会生活や家庭生活のしつけはきちんと行うが，欠点や短所を改めさすのではなく，子どもの長所を認め，それを伸ばすようにする。親と子は友達ではない。悪いこと，間違ったことをしたときはその理由を話し毅然とした態度でしかる。子どもが夢中になってやっていることはどんなことでもやらせておく。口だしをしない。なにが面白いか，どんなことに興味があるかを尋ね，本を読んだり，博物館へ連れて行ったりして興味を深めていく。学校の成績を問題にするのではなく，本人の努力を評価する。夢を持ったらそれの実現に一緒に努力する。失敗しても怒らない，努力したことをほめるなど。それに音楽や疑問が生じたときに調べられる図鑑などである。兄弟は一緒に育て，自由に遊ばせ，けんかしても口だししないようにする。人間関係の基礎はこのように家庭生活において形成される。

　幼稚園や学校へ行くようになると友達との関係が生じてくる。この時は親は干渉しないで，子ども同志が自由に遊べる時間と場所を与えるようにする。子ども同志の遊びが社会性の基礎

を育てる。一緒に遊ぶためには我慢することも，相手の気持ちを理解することを，こちらの気持ちを相手に理解さすことも必要である。能力の異なる子ども同志が楽しく遊ぶためには協調性とお互いを認め合わなければできない。けんかやいじめは当たり前である。このようなことを経験しながら社会生活の基礎が段々と育って行くのである。

　できなくても失敗を恐れず挑戦し，自分で学習して身に付ける自主性や，学校へ行って目的のために自分をコントロールして勉強する勤勉性や，思春期になってなにを言われても動じない本来の自分を持っている自己同一性も家庭生活と子どものころの自由な集団遊びによりその基礎が築かれるのである。

　経済的に豊かで，なんでも買い与え，子ども部屋を与え，家族の会話が少なく，家族がそれぞれの生活をしている一見自由で豊かな生活で，学校の成績に重点を置く家庭教育では一般的 IQ は育たない。前頭連合野の脳力は大脳辺縁系で生じる本能の抑制にも役立つ。キレたり衝動的行動を抑制する。

　子どもは自分で育つ能力を持っている。子どもにもっと自由を与え，ある程度の幅を持って子どもの成長を見守る姿勢が重要である。また問題があった時は話し合い，助言し，時には親の責任として禁止・指導することも必要である。

XVI. 育児相談のトピック

1. マスメディアの影響から子どもを守る

　米国小児科学会は子どもの部屋にテレビを置かない，2歳以下の子にはテレビやビデオに子守をさせてはいけないと勧告している。わが国では乳幼児期早期よりのビデオ漬けの影響として「しまじろう症候群」が問題となっている。3歳児健診や言葉が遅いで外来を訪れる子どもに，言葉が遅い，目があわない，呼んでも振り向かない，指差しをしない，友達と遊べない，言うことを聞かないなどの症状がある子どもが存在している。一見自閉症を疑われるが，乳児期早期よりテレビ・ビデオを長時間見せている，子どもが教育ビデオにはまっている，ビデオ・テレビを消すと嫌がる，両親共にテレビ好きなどの特徴がある。言葉以外に社会性や耐性の発達が著しく遅れている。1歳頃までに気づいて，メデイア漬けをやめ，親子のふれあい，遊びを重視する生活をすると回復するが，3歳を過ぎるとなかなか普通にならない。乳幼児はテレビやビデオに興味を示すが，あくまでも一方的で子どもの発達に悪影響を及ぼす。ことにふれあいが大切な2歳前の子に影響が大である。三歳までは子どもにあまりテレビやビデオを見せないようにしたほうがよい。テレビゲームは前頭連合野の発達を阻害する。小学校に入学してから時間を制限してやらせた方がよい。育児相談のときに親に子どものメディアのことを尋ね，長時間聴取しているようなら，その影響を話し，辞めさせたほうがよい。NPO「子どもとメディア研究会」では子どもとメディアに関する5つの提言をおこなっている。

① 子どもの生活時間の中で，メディアに費やす「総時間」をコントロールしましょう。
② とくに危険可能性が懸念される乳幼児のメディア漬けを，やめる取り組みを広げましょう。
③ 主体性をもってメディアを選択肢，判断し，発信する力を養うメディア・リテラシーを，子どもも大人も身につけましょう。
④ 子どもとメディアの「いい関係」を求めて広くネットワークをつくり，協調してさまざまな研究と実践活動を進めましょう。
⑤ メデイア漬けから抜け出して，遊びや仲間関係づくり，自然体験や文化活動などの生き生きした生活を広げましょう。

2. イオン飲料とムシ歯

小児科医と小児歯科の代表がチャイルドヘルス懇話会でまとめたものである。

1) イオン飲料と虫歯

歯科医の実際の診察による厚生省歯科疾患実態調査（昭和56年，平成5年，平成11年施行）によると，小児のムシ歯は過去20年にわたり確実に減少している。すなわち，昭和56年，平成5年，平成11年のムシ歯罹患率は3歳児でそれぞれ72.3－59.7－36.3％に，5歳児で95.0－76.9－63.9％と減少している。これは養育者の口腔保健に対する関心が高まった結果と考えられるが，ここへきて新たな問題が発生している。小児は口腔管理のよいグループと悪いグループに大別され，悪い方の群に本来ムシ歯にかなり抵抗性があると考えられている下の前歯がムシ歯になってしまっているのである。この傾向は乳幼児のみでなく学童にも認められている。そしてこの原因と1つとしてイオン飲料の飲み方が関係していると考えられている。ムシ歯の原因はいろいろの要因があるが，イオン飲料の飲ませ方の問題点と対策について纏めた。

2) 問題行動と背景

(1) 乳幼児とイオン飲料

テレビのコマーシャルなどより，多くの母親はイオン飲料は身体に良いと考えている。汗をかいたときや，入浴後や喉が渇いた時に積極的に与える傾向がある。イオン飲料の組成は経口維持輸液とほぼ同じものである。下痢や嘔吐による軽度の脱水に使用されるものである。普通の食事をしている乳幼児にこれを与えると電解質が多くなりかえって喉が渇いてしまう。その結果，イオン飲料を絶えず飲まなければ居られない状態となってしまう。イオン飲料は糖分が含まれ味がおいしいので習慣化する傾向がある。イオン飲料のpHは3.6－4.6と低く，pH5.4以下ではエナメル質の脱灰が起こり，ムシ歯になりやすいことなどより，絶えず口腔内にイオン飲料が残存するとムシ歯の原因となる。夜寝る前や，夜中に起きたときにもこれを与えるとますますこの傾向を助長する。

もう一つの原因として下痢や嘔吐で小児科医を受診したときの親の経験がある。輸液が必要でない軽度の脱水のときは医療用の経口輸液は不味いので，市販のイオン飲料を勧めることが多い。脱水が改善した後はイオン飲料水による水分補給は必要ないという指導はほとんど行っていない。親はイオン飲料は水代わりに幾ら与えても身体によい飲み物と思いそれから後も，積極的に与え習慣化してしまう。

(2) 学童とイオン飲料

  (a) スポーツ練習：いろいろのスポーツの練習で運動し汗をかくとき，練習中や練習後，スポーツ飲料を飲む傾向がある。ペットボトルを持ち歩き，喉が渇いたときにこれを飲む習慣がついてしまう。この結果，乳幼児と同じ理由で生えて間もない幼若永

久歯がムシ歯となってしまう。
　　　(b)　塾通い：放課後，塾通いの学童も，行き帰りに食物と一緒に飲み物を買うことが多い。ジュースは甘すぎるので，イオン飲料を飲む。電車の中でも，道を歩いていてもなんとなく飲む習慣がついてしまう。

以上の学童の場合は自分で好きなだけ買うので，ムシ歯だけでなく飲みすぎてペットボトル症候群（糖尿病）や肥満となる危険がある。

3)　対策（勧告）

(1)　乳幼児：

＊過激な運動や極端に汗をかいたとき以外は，普通の水を与える。
　イオン飲料を水かわりに使用しない。
＊下痢や嘔吐でイオン飲料を飲ませたときは症状が軽快したら中止する。喉がかわいたときは普通の水を飲ませるようにする。
入浴後も水を飲ませる。
＊寝る前や寝ながら与えるときは与える前に歯を磨き，かつ与えた後に綿棒やガーゼで口腔内をきれいにする。，

(2)　学童：

　練習中はイオン飲料を薄めて飲むが，練習が終わったら，普通の水を飲む。
　ペットボトルを持ち歩きいつも飲む習慣や，食事をしながらイオン飲料を飲む習慣を付けないようにする。
　喉が渇いたときは水を飲む。

参考文献

1) Cohen-Cole, S. A. : The Medical Interview ; the three-function approach. Mosby Year Book 1991
2) 堀川直義：問診と面接の技術．医学書院　1978
3) 出生前小児健康指導問答集　77事例．日本小児科学会　1992
4) 中山健太郎：乳幼児の健康診査とスクリーニング．医学書院　1980
5) 横田俊一郎：健診で受ける相談への対応のポイント．小児内科24 ; 667-676, 1992
6) 中山健太郎，奥山和夫，藪田敬次郎，鴨下重彦編集：小児の診察診断学．医学書院　1986
7) 鴨下重彦監修：イラスト小児対症ケア．文光堂　1990
8) 前川喜平：乳児健診の神経学的チェック法．改訂第3版．南山堂　1990
9) 前川喜平，青木継稔：今日の乳幼児健診マニュアル．中外医学社　1989
10) 秦野悦子：子供の初期言語獲得．小児科診療54 ; 219-224, 1991
11) 秦野悦子，瀬戸淳子：幼児期に学習障害を疑われた子供の発達過程．障害児問題研究61 ; 9-23, 1990
12) 前川喜平：発達性言語障害．小児治療指針．550-552, 医学書院　1992
13) 前川喜平：臨床小児神経学．106-110, 南山堂　1990
14) Robert B. McCall 著　二木　武監訳：0・1・2歳児　こころとからだの発達．医歯薬出版　1981
15) 前川喜平：新生児，乳児の感覚機能と認知能力．小児科診療50 ; 22-27, 1987
16) 外山敬介他：中枢神経系の可塑性―大脳の神経回路と機能の生後発達．小児神経の進歩15 ; 110-124, 1986
17) 前川喜平：感覚機能の発達．小児医学20 ; 779-791, 1987
18) 前川喜平：発達面からみた小児の行動科学．小児科32 ; 559-566, 1991
19) Klaus, M. H., Kennell, J. H. 竹内　徹，柏木哲夫訳：Maternal-Infant bonding. 医学書院　1979
20) 小嶋謙四郎：乳児期の母子関係―アタッチメントの発達．第2版．医学書院　1981
21) 庄司順一：気質の評価．小児科診療53 ; 2443-2448, 1990
22) 安藤朗子：母子関係の評価．小児科診療53 ; 2435-2442, 1990
23) ハネニローン・フォン・カーニッツ：父親の役割．家政教育社　1981
24) 上田礼子：日本版乳幼児の家庭環境評価法―JHSQ―．医歯薬出版　1988
25) 恒次欽也：心の健康の評価．小児科診療53 ; 2421-2428, 1990
26) Bowlby, J. 黒田実郎，他訳：母子関係の理論1：愛着行動．岩崎学術出版社　1976
27) 鑪　幹八郎：エリクソン E. H. 発達の理論を築く．発達別冊4 ; 193-215, 1986
28) 今村榮一：育児栄養学．第7版．日本小児医事出版社　1992
29) 前川喜平：母乳哺育と新生児の行動発達．ペリネイタルケア増刊号72 ; 876-884, 1988

30) 国分義行：乳幼児栄養テキスト．改訂第2版．診断と治療社　1980
31) 二木　武：離乳．小児科診療 53；2520-2526, 1990
32) 二木　武：乳幼児の咀嚼発達についての問題点．小児科 31；51-60, 1990
33) 平山宗宏，水原春郎：続・予防接種．小児保健シリーズ No 34，日本小児保健協会　1990
34) 神谷　齊，二井立恵：予防接種スケジュール．小児科診療 53；2269-2274, 1990
35) 前川喜平：MMR ワクチンについて　MMR 後髄膜炎の診断．小児科臨床 45；463-469, 1992
36) 前川喜平：歩行反射と独り歩き．脳と発達 10；338-339, 1978
37) 乳幼児体操研究会：いきいきっ子の運動遊び．全国母子健康センター連合会　1982
38) 宮崎　叶：赤ちゃん体操．小児科診療 53；2575-2580, 1990
39) 今村榮一，室岡　一，前川喜平，杉山　彰：ベビースイミング−考え方と実際．母性小児生活指導センター　1979
40) 前川喜平：乳児の水泳動作．脳と発達 10；423-424, 1978
41) 近藤洋子，巷野悟郎：幼児と遊び．小児科診療 53；2587-2593, 1990
42) Frantzen, J.: Toys……The tools of children. the National Society for Crippled Children and Adults Inc.; 1965
43) 星　美智子：おもちゃについて．小児科診療 46；63-66, 1983
44) 滝沢武久，山内光哉，落合正行，芳賀　純：ピアジェ知能の心理学．有斐新書　1985
45) 平野　実：舌小帯短縮症．専門医通信　第23号；4-5, 1990
46) 田中尚子：小児眼科．小児内科 18；1115-1119, 1986-1987
47) 前川喜平：乳児の行動発達と育児相談．日本医師会誌 107；1658-1662, 1992
48) 矢野喜夫：遊びのはじまりと発達．発達 38；41-53, 1989
49) 前川喜平著：成育小児科学．診断と治療編，1997
50) 前川喜平：乳幼児期における心の発達とひずみ
　　日本医師会編集：改訂保育所・幼稚園児の保健．113〜146頁．日本医師会，2000
51) 前川喜平著：乳児健診の神経学的チェック法．改訂6版．南山堂，2003
52) 前川喜平著：ハイリスク児の早期保健相談マニュアル．日本小児医事出版，2001

索　引

A

愛着　66, 75
愛着の評価　77
愛着のパターン　76
赤ちゃん体操　121
アンビバレント（両価的）群　76
遊べている　82
遊び　133
遊びや仲間関係づくり　161
アタッチメント　66, 75
アタッチメントのパターン　76
頭の形がいびつ　157

B

ベビースイミング　130
ビタミンK欠乏性出血症　94
母乳分泌の促進　91
母乳不足　100
母乳不足の診断　94, 100
母乳栄養　89
母乳授乳の問題　94
母乳の飲ませ方　93
母乳黄疸　94
母乳と牛乳の成分の相違　95
母性の発達　66
母子関係　75
母子相互作用　66
文化活動　161
文章完成法テスト　75

C

父親の態度・夫婦関係　87
父親の役割　78
知能の発達　142
聴覚　61
調乳法　96

D

抱き癖　154

断乳　95

E

栄養所要量　109
Erikson　82

F

フォローアップミルク　109
服装　6

G

学童　163
学習と行動発達　66
眼瞼下垂　145
眼球振盪　147
言語発達　53
　——7〜8カ月　53
　——9〜10カ月　53
　——12〜16カ月　55
　——18〜24カ月　55
　——36カ月前後　55
　——48カ月前後　56
　——60カ月前後　56
言語発達の遅れ　57
原因　57
下痢や嘔吐　162

H

8カ月　42
母親側の要因　76
母親の気持ち・状態　87
母親の性格　74
母親の就業　100, 101
白内障　147
腹ばいをしない　156
発育指数　29
発達段階　135
発達のメカニズム　64
部屋の設定　6
肥満ややせの判定　29

人見知りがひどい　156
必要なかつ正しい情報を得る　6
Home Observation for Measurement of the Enviroment, HOME　79
哺乳量　99
放課後　163

I

医学面　90
意義　89, 95
育児不安　10
育児不安尺度　11
育児のやり方を改めさせる　7
育児相談の回数　15
育児相談の適期　15
育児用粉乳　96
育児用粉乳の成分組成　97
育児用粉乳を調乳したときの微量成分　98
陰嚢水腫　151
イオン飲料　162
医師の条件　16
意欲の動機付け　8

J

時間のかかる子供　72
人工栄養　95
塾通い　163
授乳法　99
授乳禁止　94

K

海外　117
回避群　76
会話　1
鑑別　57
かんで飲む乳首　157
勧告　163
下肢を着かない　156

家庭観察による環境評価法　79
Kaup 指数　29
傾聴・受容　1
計測値の評価　23
血管腫　152
健康志向の相談　10
機能訓練，療育の考えの再検討　10
気質　71
気質評価の意味　73
気質の評価　73
気質の応用　73
気質のタイプ　71
気質的特徴のカテゴリー　71
個別接種　115
子ども同志が楽しく遊ぶ　160
個人防衛　113
心構え　16
心の健康チェックリスト
——（3～4 カ月）　85
——（6～7 カ月）　85
——9～10 カ月　86
——12～17 月　86
——18～23 カ月　86
——2 歳　87
——3 歳　87
心の健康の評価　81
呼吸　33
混合栄養　100
混合栄養のやり方　100
興味のレベル　135
嗅覚　63

M

満足する相談　1
マスメディア　161
睫毛内反症　145
メディア・リテラシー　161
メディア漬ケ　161
面接法　5
味覚　62
ミルクを飲まない　153
問題行動　81

ムシ歯　162
脈拍　34

N

泣いてばかりいる　154
寝返りを打たない　156
人間関係の基礎　159
任意に接種　117
任意接種　115
喉が渇いた　162
乳児水泳　130
入浴後　162
乳幼児　163
乳幼児の家庭環境評価法（JHSQ）　79
乳幼児のおもちゃ　135

O

親子の組み合わせの評価　77

P

Piaget　142
プレネイタルビジット　9

R

離乳　101
離乳遅延　106
離乳準備　104
離乳基本案　102
離乳の目安　105
離乳のスケジュール　105
離乳食の区分　105
離乳食の食品　108
離乳食を食べない　153

S

細胞の自然死　64
臍ヘルニア　150
成長の評価　23
正常群　76
正常発達　82
性格の評価　74
成乳　91

生理機能発達の評価　33
精神面　91
精神運動発達チェック　35
——1 カ月　35
——2 カ月　36
——3 カ月　36
——4 カ月　37
——5 カ月　38
——6 カ月　38
——7 カ月　40
——8 カ月　42
——9 カ月　43
——10 カ月　43
——11 カ月　45
——12 カ月　45
——15 カ月　46
——1 歳 6 カ月　47
——1 歳 9 カ月　49
——2 歳　49
——2 歳 6 カ月　50
——3 歳　51
——4 歳　51
——5 歳　52
先天性股関節脱臼　149
先天性内反足　148
社会生活　159
社会性の基礎　159
社会心理的発達　82
社会的知性　159
斜頸　147
斜視　146
視覚　59
しまじろう症候群　161
新赤ちゃん体操　121
シナプスの過剰発生　64
身長測定　22
神経系の発達　58
心理面　91
身体発育と発達の解釈　10
身体計測法　21
視力の発達　59
自然体験　161
食事習慣　106

初乳　91
小児科的診察法　69
出生前小児保健指導　9
出生後の母乳成分　91
集団防衛　113
ソフトの科学　2
鼠径ヘルニア　151
咀嚼機能　106
咀嚼機能の発達　102
卒乳　95
相談・助言　1
相談項目　15
相談の内容　16
スケジュール（予防接種）　116
スポーツ練習　162

T

タッチケア　126
立っちをしてしまう　156
態度　6
体重測定　21
体温　33
停留睾丸　151
適応　100
手のかからない子供　71
手のかかる子供　71
手の機能　135
テレビゲーム　161
頭囲測定　22

Y

矢田部・ギルフォード検査　74
予防接種　113
予防接種事故　118
予防接種禁忌　120
夜泣き　154
より良いラポルトをつける　7
要注意接種者　120
養育環境　78
養育機能不全家庭　10
養育者がなすべきこと　10
指しゃぶり　155

Z

前頭連合野　159
舌小帯　145

著者略歴

前川　喜平
（まえかわ　きへい）

昭和34年	東京慈恵会医科大学卒業
昭和35年	インターン修了後慈恵医大小児科大学院入学
昭和39年	大学院修了，学位受領
昭和40年1月～42年6月	米国ウイスコンシン大学小児科，
	ニューヨーク，コロンビア大学留学
帰国後埼玉県小児保健センター，国立大蔵病院小児科医長を経て	
昭和55年4月	東京慈恵会医科大学小児科教授
平成11年4月	東京慈恵会医科大学名誉教授
平成15年4月	神奈川県立保健福祉大学教授
	人間総合・専門基礎学科長

専門

発達神経学，新生児神経学

© 2004

第3版発行　2004年2月16日
第2版発行　1996年7月25日
第1版発行　1993年4月30日

医師のための育児相談ガイドブック

（定価はカバーに表示してあります）

〈検印廃止〉

著者　前川　喜平
発行者　服部　秀夫
発行所　株式会社　新興医学出版社
〒113　東京都文京区本郷6-26-8
電話　03（3816）2853
FAX　03（3816）2895

印刷　明和印刷株式会社　　ISBN4-88002-623-9　　郵便振替　東京2—191625

- 本書およびCD-ROM（Drill）版の複製権・翻訳権・上映権・譲渡権・公衆送信権（送信可能化権を含む）は株式会社新興医学出版社が所有します。
- **JCLS**〈㈱日本著作出版権管理システム委託出版物〉
本書の無断複写は著作権法上での例外を除き，禁じられています。複写される場合は，その都度事前に㈱日本著作出版権管理システム（電話03-3817-5670，FAX 03-3815-8199）の許諾を得てください。